AF762336

TRONG PHÒNG CHỜ VỚI BÁC SĨ WYNN - TẬP 3

TRONG PHÒNG CHỜ VỚI BÁC SĨ WYNN - TẬP 3

PGS. BS. Huỳnh Wynn Trần

NXB Wynn Medical Center (Wynn Medical Center Publisher)
Xuất bản lần thứ nhất tại Hoa Kỳ, 2026
Hiệu đính và thiết kế bản in: Nguyễn Minh Tiến
ISBN: 979-8-3305-6707-2

PGS. BS. Huỳnh Wynn Trần

Trong phòng chờ

VỚI BÁC SĨ WYNN

TẬP 3

WYNN MEDICAL CENTER PUBLISHER

Mục lục

LỜI GIỚI THIỆU

Việc ăn uống có vai trò quan trọng trong giữ gìn và phục hồi sức khỏe. Hằng ngày khám chữa bệnh, chúng tôi chứng kiến rất nhiều trường hợp bệnh nhân ung thư tử vong không phải vì khối u tiến triển quá nhanh, mà vì suy dinh dưỡng hoặc lựa chọn thực phẩm sai trong quá trình điều trị. Tương tự, nhiều bệnh nhân tiểu đường phải đối diện với biến chứng nặng nề, thậm chí cắt cụt tay chân, không phải vì thiếu thuốc, mà vì chế độ ăn uống không phù hợp.

Ngày nay, thông tin về dinh dưỡng tràn ngập trên các nền tảng như Facebook, YouTube, TikTok. Tuy nhiên, dinh dưỡng y học là một lĩnh vực đòi hỏi chứng cứ khoa học vững chắc và cập nhật liên tục, vì không phải mọi nguồn thông tin đều đáng tin cậy.

Cuốn sách Trong Phòng Với Bác Sĩ Wynn - Tập 3 được viết ra nhằm giúp quý vị hiểu rõ hơn nền tảng khoa học của dinh dưỡng, từ các khái niệm cơ bản như khẩu phần ăn, chỉ số GI/GL, cách đọc nhãn dinh dưỡng, macronutrients, micronutrients, cho đến các chế độ ăn đã được nghiên cứu kỹ. Có một kiến thức cơ bản về dinh dưỡng sẽ giúp quý vị chăm sóc sức khoẻ mình tốt hơn.

PGS Bác sĩ Huỳnh Wynn Trần

Viện Nghiên Cứu và Giáo Dục

Hệ Thống Phòng Khám Wynn Medical Center

Los Angeles, California, Hoa Kỳ

PHẦN 1

GIỚI THIỆU VỀ DINH DƯỠNG

"Ăn ngon, đừng ăn no."

Chương 1: Các khái niệm cơ bản

1.1. KHOA HỌC DINH DƯỠNG

Dinh dưỡng là quá trình cung cấp và hấp thụ các chất cần thiết cho sự phát triển và duy trì sức khỏe cơ thể. Các chất dinh dưỡng chính chúng ta ăn uống hằng ngày bao gồm protein, carbohydrate (tinh bột), chất béo, vitamin và các loại khoáng chất. Ngành khoa học dinh dưỡng phát triển từ rất lâu và liên tục cập nhật, thay đổi theo thời gian. Cách đào tạo chuyên gia dinh dưỡng cũng phát triển và cập nhật theo thời gian.

Hiểu biết về dinh dưỡng có thể giúp quý vị chọn lựa thức ăn hợp lý cho mình và gia đình, giảm các rủi ro phát bệnh, giảm rủi ro biến chứng của các bệnh nền hay bệnh mạn tính. Chế độ dinh dưỡng tốt còn có thể chữa bệnh cho quý vị, đặc biệt là các bệnh tiểu đường hay bệnh thừa cân.

Thời Kỳ Cổ Đại:

- Ai Cập cổ đại và Hy Lạp: Từ rất xa xưa, các vị vua chúa hoàng đế cổ đại đã quan tâm đến ảnh hưởng của thực phẩm và dinh dưỡng với sức khỏe. Các y văn và nghiên cứu về dinh dưỡng đã được ghi lại trong các sách cổ đại. Thầy thuốc Hippocrates, "cha đẻ của y học", từng nói: "Hãy để thực phẩm là thuốc của quý vị và thuốc là thực phẩm của quý vị." Các bức tranh xưa thỉnh thoảng mô tả cảnh ăn uống như một phần của sức khỏe thời đó.
- Việt Nam thời xưa: Các sách sử và y văn cho thấy dinh dưỡng của người Việt trong thời cổ đại thường chủ yếu dựa vào các loại thực phẩm từ nguồn thực vật như gạo, lúa mạch, đậu, rau cải và các loại rau quả địa phương.

Lúc đó, người Việt đã sử dụng nước lên men làm dinh dưỡng. Nước mắm và mắm tôm đã được sử dụng rộng rãi trong ẩm thực cổ đại của Việt Nam, cung cấp hương vị đặc trưng và các chất dinh dưỡng từ cá và tôm. Văn hóa ẩm thực của Việt Nam cũng phần nào chịu ảnh hưởng từ ẩm thực Trung Quốc, đặc biệt là trong việc sử dụng các loại gia vị và kỹ thuật nấu nướng.

Thời Trung Cổ:

- Y học Ả Rập và châu Âu: Y học Ả Rập và châu Âu thời kỳ trung cổ cũng quan tâm đến vai trò của dinh dưỡng trong điều trị bệnh. Năm 1020, triết gia đồng thời là bác sĩ nổi tiếng người Muslim là Ibn Sina (Avicenna) đã viết về tầm quan trọng của chế độ dinh dưỡng trong cuốn "The Canon of Medicine". Ông chỉ ra dinh dưỡng có thể ảnh hưởng trực tiếp đến việc duy trì sức khỏe hằng ngày. Kết hợp chữa trị bệnh và tư vấn dinh dưỡng có thể giúp bệnh nhân mau phục hồi hơn.

Thế kỷ 18:

- James Lind (1716-1794): James Lind, bác sĩ hải quân Anh, đã thực hiện nghiên cứu đầu tiên về dinh dưỡng và bệnh scurvy (bệnh do thiếu vitamin C). Ông phát hiện rằng tiêu thụ cam quýt có thể ngăn ngừa và chữa trị bệnh này. Đây là phát hiện cực kỳ quan trọng cho thấy suy dinh dưỡng do thiếu các vitamin quan trọng có thể dẫn đến tử vong.

Thế kỷ 19:

- Antoine Lavoisier (1743-1794): Nhà hóa học người Pháp, được xem là "cha đẻ của dinh dưỡng và sinh hóa," đã xác định vai trò của oxi trong quá trình trao đổi chất và năng lượng.

- Justus von Liebig (1803-1873): Nhà hóa học người Đức, đã phát triển lý thuyết về dinh dưỡng và nêu rõ rằng protein, carbohydrate và chất béo là những yếu tố cơ bản của chế độ dinh dưỡng.

Thập kỷ 1910-1930:

- Casimir Funk (1884-1967): Đưa ra khái niệm "vitamin" và phát hiện ra một số vitamin quan trọng như thiamine (vitamin B1).
- Elmer McCollum (1879-1967): Phát hiện ra các vitamin A và D và vai trò của chúng trong dinh dưỡng.

Thập kỷ 1940-1960:

- William Cumming Rose (1887-1985): Xác định các axit amin thiết yếu cần thiết cho sự phát triển và duy trì cơ thể. Vào thời điểm đó, bảng RDA[1] ra đời để cung cấp hướng dẫn về lượng chất dinh dưỡng cần thiết cho các nhóm dân số khác nhau. Khái niệm RDA là một khái niệm quan trọng làm nền tảng để theo dõi các nghiên cứu về dinh dưỡng sau này.

Thập kỷ 2000 - ngày nay:

Các nghiên cứu về gen và dinh dưỡng:

- Nutrigenomics: Những nghiên cứu mới về cách thức dinh dưỡng ảnh hưởng đến biểu hiện gen và cách các gen ảnh hưởng đến phản ứng của cơ thể với các chất dinh dưỡng. Đây là nền tảng phát triển các nghiên cứu ứng dụng về gen sau này trong khoa học dinh dưỡng.
- Ứng dụng công nghệ và AI: Sử dụng công nghệ tiên tiến, áp dụng trí thông minh nhân tạo (AI) vào phân tích di

---

[1] RDA: Recommended Dietary Allowances, lượng dinh dưỡng khuyến cáo mỗi ngày.

truyền, xét nghiệm vi sinh đường ruột để cá nhân hóa chế độ dinh dưỡng.

Song song với khoa học dinh dưỡng là sự phát triển của nhiều chế độ dinh dưỡng riêng biệt. Tôi sẽ viết kỹ hơn về từng chế độ này ở các chương sau.

- Chế độ dinh dưỡng kiêng Ketogenic, Paleo, vegan: Các chế độ dinh dưỡng kiêng này được phát triển và nghiên cứu để đáp ứng nhu cầu và lối sống đa dạng của con người.
- Chế độ dinh dưỡng Địa Trung Hải (Mediterranean): Được công nhận rộng rãi vì lợi ích sức khỏe, đặc biệt là trong việc giảm nguy cơ bệnh tim mạch và các bệnh mãn tính khác.

Nhìn chung, khoa học dinh dưỡng đã trải qua một chặng đường dài từ những khám phá ban đầu về vai trò của thực phẩm đối với sức khỏe đến những nghiên cứu phức tạp về cách dinh dưỡng ảnh hưởng đến gen và biểu hiện gen.

Đào tạo y khoa ngày nay chú trọng hơn trong việc giảng dạy khoa học dinh dưỡng cho các sinh viên y khoa và Bác Sĩ nội trú. Tại Hoa Kỳ, bác sĩ sẽ được học về dinh dưỡng xuyên suốt từ những năm ở trường y đến khi đào tạo nội trú. Các chương trình đào tạo y khoa liên tục (CME) cũng nhắm đến đào tạo dinh dưỡng.

Sự phát triển về khoa học dinh dưỡng không chỉ cải thiện hiểu biết của chúng ta về tầm quan trọng của chế độ dinh dưỡng đối với sức khỏe mà còn mở ra những cơ hội mới cho việc cá nhân hóa dinh dưỡng và phòng ngừa bệnh tật.

1.2. CÁC CHỈ SỐ DINH DƯỠNG

1. Cân Nặng (Weight): Là số đo cơ bản để đo lường khối lượng của cơ thể. Cân nặng thường được sử dụng để

đánh giá tình trạng dinh dưỡng và kiểm soát cân nặng. Quý vị nên có một chiếc cân ở nhà và tự cân mình ít nhất 1 lần 1 tháng. Thay đổi cân nặng có thể là những dấu hiệu bệnh nguy hiểm. Quý vị nên nhớ rõ chỉ số cân nặng của mình.

2. Chiều Cao (Height): Là số đo chiều cao của cơ thể. Kết hợp với cân nặng, chiều cao được sử dụng để tính chỉ số khối cơ thể (Body Mass Index - BMI) và đánh giá tình trạng dinh dưỡng. Với quý vị lớn tuổi và tăng rủi ro bị loãng xương thì chiều cao là một chỉ số quan trọng nên theo dõi. Một số quý vị bị vỡ xương do ép (compression fracture) sẽ bị giảm chiều cao. Thoái hóa đốt sống lưng lâu dài cũng có thể làm giảm chiều cao. Quý vị nhớ kiểm tra chiều cao ít nhất 1 lần mỗi năm.

3. Chỉ Số Khối Cơ Thể (BMI): Là chỉ số dùng để đo lường mức độ tròn trịa của cơ thể dựa trên tỷ lệ giữa cân nặng và chiều cao. Chỉ số BMI thường được sử dụng để đánh giá rủi ro về bệnh tim mạch, tiểu đường và một số vấn đề sức khỏe khác liên quan đến cân nặng.

   Chỉ số BMI bình thường trong khoảng 18.50-24.99. Các chỉ số BMI thấp hơn hay cao hơn khoảng bình thường được xem là bất thường. Dựa vào chỉ số này, bác sĩ có thể phân loại sức khỏe dinh dưỡng theo từng cấp.

   - Gầy: BMI <18.50. Gầy là tình trạng cân nặng thấp hơn so với chiều cao hiện có, lớp mỡ dự trữ thấp do nhiều nguyên nhân như kém hấp thu, kém ăn uống, hoặc do cơ địa gầy. Lưu ý là người Việt chúng ta có thể có chỉ số BMI thấp hơn và chỉ số mỡ cơ thể thấp hơn so với các sắc dân khác. Một số bạn nữ có thể có chỉ số BMI 17-18 mà vẫn bình thường khỏe mạnh.
   - Thừa cân: BMI >25.0. Thừa cân là tình trạng vượt quá cân nặng nên có so với chiều cao. Người bị thừa cân

thường do các nguyên nhân như lười vận động, ăn uống nhiều hơn năng lượng tiêu hao, v.v

- Béo phì: BMI >30. Béo phì là tình trạng tích lũy quá mức một cách cục bộ hay toàn cơ thể của lipid trong các tổ chức mỡ tới mức ảnh hưởng xấu đến sức khỏe. Chỉ số BMI trên 30 tăng rủi ro các bệnh tim mạch và đột quỵ.

4. Lượng Mỡ Cơ Thể (Body Fat Percentage): Là tỷ lệ phần trăm của mỡ trong cơ thể so với tổng khối lượng cơ thể. Đo lường lượng mỡ cơ thể chúng ta có thể cung cấp thông tin chi tiết hơn về cơ thể của một người so với chỉ sử dụng BMI.

5. Vòng Đo Bắp Tay, Bắp Chân, hay Vòng Eo: Là các số đo nhân trắc khác thường được sử dụng để đo lường sự thay đổi về cơ bắp và mỡ trong cơ thể. Trong y khoa thẩm mỹ thì các chỉ số này thường được dùng nhiều hơn để theo dõi phác đồ điều trị làm đẹp như giảm mỡ bắp tay, giảm mỡ gần nách, hay mỡ đùi.

1.3. CHỈ SỐ CHUYỂN HÓA (METABOLIC INDICES).

Khi đến khám với bác sĩ chuyên khoa và nghi ngờ có vấn đề về dinh dưỡng, quý vị sẽ được xét nghiệm và phân tích nhiều chỉ số khác nhau để tìm hiểu về sức khỏe dinh dưỡng của quý vị. Các chỉ số mà bác sĩ hay dùng là metabolic rate, insulin sensitivity, cholesterol levels, và glucose levels. Quý vị nhớ ghi lại các chỉ số này mỗi lần khám bệnh.

1. Metabolic Rate (Tốc độ trao đổi chất):

Tốc độ trao đổi chất (Metabolic Rate) là tốc độ mà cơ thể sử dụng năng lượng (hay tốc độ tiêu thụ calo) để duy trì các chức năng cơ bản của cơ thể như hô hấp, tuần hoàn máu, điều hòa nhiệt độ cơ thể và tiêu hóa trong một đơn vị thời gian. Tốc độ trao đổi chất có thể cho biết chỉ số năng lượng lý tưởng quý vị cần mỗi ngày. Nếu năng lượng đưa vào nhiều hay ít hơn tốc độ trao đổi chất sẽ dẫn đến thừa cân hay thiếu cân.

Tốc độ trao đổi chất có thể được chia thành hai loại chính: Tốc độ trao đổi chất cơ bản (Basal Metabolic Rate - BMR) và Tốc độ trao đổi chất khi cơ thể chúng ta nghỉ ngơi (Resting Metabolic Rate - RMR).

- BMR: Là lượng năng lượng cơ thể cần để duy trì các chức năng cơ bản khi ở trạng thái nghỉ ngơi hoàn toàn, không có hoạt động thể chất.
- RMR: Tương tự như BMR nhưng thường được đo lường trong điều kiện không hoàn toàn nghỉ ngơi (ví dụ, khi thức nhưng không hoạt động).
- Chỉ số BMR bình thường của nam giới là 1.696 calories và ở nữ giới là 1.410 calories mỗi ngày. Hiểu rõ chỉ số trao đổi chất chúng ta sẽ điều chỉnh lượng thức ăn phù hợp. Ví dụ, nếu cơ thể quý vị có chỉ số BMR trao đổi chất chậm, chỉ khoảng 1.500 calories mỗi ngày mà quý vị ăn nhiều hơn, đến 2.000 calories dẫn đến thừa năng lượng và dần dần đưa đến thừa cân và béo phì. Ngược lại, nếu quý vị cần 1.600 calories mà chỉ ăn vào 1.400 thì quý vị sẽ thiếu dinh dưỡng.

Làm Sao Chúng Ta Tính BMR?

Công thức phổ biến để tính BMR là công thức Harris-Benedict:

- Nam giới: BMR = 88.362 + (13.397 x cân nặng kg) + (4.799 x chiều cao cm) - (5.677 x số năm tuổi)
- Nữ giới: BMR = 447.593 + (9.247 x cân nặng kg) + (3.098 x chiều cao cm) - (4.330 x số năm tuổi)

Các yếu tố có thể ảnh hưởng đến tốc độ trao đổi chất của quý vị:

- Cơ địa cá nhân: Một số người có tốc độ trao đổi chất cao hơn do di truyền hoặc do mức độ và tốc độ hoạt động của cơ thể.

- Cơ địa hormone: Hormone như thyroid hormone có thể ảnh hưởng đến tốc độ trao đổi chất. Sự không cân đối hoặc thiếu hụt hormone có thể dẫn đến tăng hoặc giảm tốc độ trao đổi chất.

- Lượng cơ và mỡ: Cơ thể cần nhiều năng lượng để duy trì cơ bắp hơn là duy trì mỡ, vì vậy người có cơ bắp nhiều có thể có tốc độ trao đổi chất cao hơn.

- Tuổi tác: Tốc độ trao đổi chất thường giảm theo tuổi tác do sự giảm tỉ lệ cơ bắp và sự giảm hoạt động cơ quý vị của cơ thể.

- Lịch vận động và cường độ làm việc. Vận động thường xuyên giúp tiêu thụ calories nhưng cũng có thể tăng chỉ số BMR. Vì vậy, một số người tập thể dục thường xuyên sẽ dễ lên cân khi ngừng tập thể dục hơn người không thường tập thể dục.

- Tình trạng sức khỏe: Một số tình trạng sức khỏe như bệnh Graves hoặc bệnh Addison có thể ảnh hưởng đến tốc độ và quá trình trao đổi chất. Các bệnh khác về hệ nội tiết như tiểu đường cũng có thể ảnh hưởng đến quá trình trao đổi chất.

Để duy trì cân nặng hoặc giảm cân hiệu quả, chúng ta cần tìm hiểu về tốc độ trao đổi chất và mức năng lượng cần thiết của chúng ta. Từ đó, quý vị có thể điều chỉnh lượng calo tiêu thụ và mức độ hoạt động thể chất để đạt được mục tiêu cân nặng hoặc sức khỏe mong muốn.

2. **Insulin Sensitivity (Độ nhạy cảm với insulin):** Là khả năng của cơ thể phản ứng với insulin, một hormone quan trọng điều chỉnh việc chuyển đổi đường và các loại đường thành năng lượng hoặc dự trữ. Quý vị xem chương về dinh dưỡng cho bệnh tiểu đường để hiểu thêm về các loại insulin và cách dùng.

3. **Chỉ số Mỡ Cholesterol:**

Cholesterol là một chất béo cần thiết cho cơ thể, nhưng nồng độ cholesterol trong máu quá cao có thể tăng nguy cơ mắc bệnh tim mạch. Cholesterol trong máu chúng ta được chia thành ba loại chính:

- Cholesterol toàn phần (Total Cholesterol): Đây là tổng lượng cholesterol trong máu, bao gồm cả LDL, HDL và 20% triglycerides.
- Cholesterol LDL (Low-Density Lipoprotein): Còn được gọi là "cholesterol xấu". Mức LDL cao có thể dẫn đến tích tụ mảng bám trong động mạch, làm tăng nguy cơ bệnh tim và đột quỵ. Mỡ xấu LDL lại được chia làm 2 loại A và B, tùy vào kích cỡ. LDL loại A là loại to bự, ít mang đến rủi ro bệnh tim mạch và thường là do chế độ ăn uống nhiều mỡ. Trong khi đó, LDL loại B là loại nhỏ hơn và đậm đặc hơn, dễ bám vào thành mạch khi có những tổn thương nhỏ, và rủi ro dẫn đến bệnh tim mạch hay đột quỵ cao hơn loại A.
- Cholesterol HDL (High-Density Lipoprotein): Còn được gọi là "cholesterol tốt". HDL giúp loại bỏ cholesterol xấu khỏi máu và mang về gan để lọc và xử lý.
- Triglycerides: Đây là một loại chất béo khác trong máu. Mức triglycerides cao cũng có thể tăng nguy cơ bệnh tim.

Mức Cholesterol thông thường

Cholesterol toàn phần (Total Cholesterol):

- Dưới 200 mg/dL: Đây là mức độ lý tưởng
- Từ 200-239mg/dL: Hơi cao (trên mức giới hạn)
- Từ 240 mg/dL trở lên: Cao mỡ, có thể quý vị nên dùng thuốc giảm mỡ.

Cholesterol LDL (Low-Density Lipoprotein, Mỡ Xấu):

- Dưới 100 mg/dL: Lý tưởng với người khỏe mạnh hoàn toàn không có bệnh nền.
- 100-129 mg/dL: Gần lý tưởng
- 130-159 mg/dL: Cao trong mức giới hạn
- 160-189 mg/dL: Cao
- Trên 190 mg/dL: Rất cao, nguy hiểm vì tăng rủi ro bệnh tim mạch

Cholesterol HDL (High-Density Lipoprotein, Mỡ Tốt):

- Dưới 40 mg/dL (đối với nam): Thấp, tăng nguy cơ bệnh tim
- Dưới 50 mg/dL (đối với nữ): Thấp, tăng nguy cơ bệnh tim
- 50 mg/dL trở lên: Lý tưởng, bảo vệ chống lại bệnh tim

Triglycerides (Mỡ Dầu):

- Dưới 150 mg/dL: Lý tưởng
- 150-199 mg/dL: Cao trong mức giới hạn
- 200-499 mg/dL: Cao
- 500 mg/dL trở lên: Rất cao

Làm sao duy trì mức độ mỡ Cholesterol tốt?

Lưu ý là sẽ không có một công thức hoàn hảo cho tất cả mọi người vì cách chúng ta ăn uống, chuyển hóa, và tiêu thụ cholesterol khác nhau. Chưa kể gen do di truyền từ ông bà cha mẹ và môi trường sống xung quanh cũng ảnh hưởng đến mức Cholesterol mỗi người.

Trước hết, quý vị nên duy trì chế độ dinh dưỡng cân bằng, hạn chế chất béo bão hòa và chất béo trans, đồng thời tăng cường chất béo không bão hòa từ dầu ô liu, dầu cá và các loại hạt. Trái cây, rau củ, ngũ cốc nguyên hạt và các loại hạt nên xuất hiện thường xuyên trong bữa ăn hằng ngày, trong khi đường tinh luyện và thực phẩm chế biến sẵn cần được hạn chế tối đa.

Song song với dinh dưỡng, quý vị nên tập thể dục ít nhất 15-30 phút mỗi ngày, hầu hết các ngày trong tuần, để cải thiện tuần hoàn, giảm mỡ máu và hỗ trợ kiểm soát cân nặng. Duy trì BMI trong khoảng 18-25 là mục tiêu quan trọng; nếu quý vị đang thừa cân hoặc béo phì, hãy cố gắng giảm cân để giảm nguy cơ bệnh tim mạch, tiểu đường và đột quỵ.

Bên cạnh đó, không hút thuốc là yếu tố then chốt để bảo vệ thành mạch máu. Hút thuốc làm giảm HDL (cholesterol tốt), gây tổn thương lớp nội mạc mạch máu và tăng nguy cơ nhồi máu cơ tim, đột quỵ và ung thư phổi. Việc hạn chế uống rượu cũng rất cần thiết. Việt Nam là một trong những quốc gia tiêu thụ rượu bia cao, kéo theo tỉ lệ xơ gan, ung thư gan và rối loạn mỡ máu tăng cao.

Cuối cùng, quý vị cần kiểm tra sức khỏe định kỳ, theo dõi cholesterol mỗi 1-2 năm (hoặc theo chỉ định của bác sĩ). Với những người đang dùng thuốc hạ mỡ máu, việc kiểm tra lại chỉ số cholesterol sau điều trị là điều bắt buộc để đảm bảo thuốc có hiệu quả và an toàn.

4. Chỉ số đường (Glucose) trong máu và chỉ số Ha1c:

4.1. Chỉ số Glucose trong Máu: Chỉ số glucose trong máu, thường được đo bằng miligam trên decilit (mg/dL) hoặc milimol trên lít (mmol/L), là một chỉ số quan trọng để đánh giá tình trạng kiểm soát đường huyết, đặc biệt quan trọng đối với những người mắc bệnh tiểu đường.

- Glucose lúc đói (Fasting Blood Glucose):
  - Bình thường: Dưới 100 mg/dL (5.6 mmol/L)
  - Tiền tiểu đường: 100-125 mg/dL (5.6-6.9 mmol/L)
  - Tiểu đường: 126 mg/dL (7.0 mmol/L) trở lên
- Glucose sau ăn (Postprandial Blood Glucose) (được đo sau bữa ăn khoảng 2 giờ):
  - Bình thường: Dưới 140 mg/dL (7.8 mmol/L)
  - Tiền tiểu đường: 140-199 mg/dL (7.8-11.0 mmol/L)
  - Tiểu đường: 200 mg/dL (11.1 mmol/L) trở lên
- Glucose ngẫu nhiên (Random Blood Glucose):
  - Bình thường: Dưới 200 mg/dL (11.1 mmol/L)
  - Tiểu đường: 200 mg/dL (11.1 mmol/L) trở lên kèm theo triệu chứng của bệnh tiểu đường

4.2. Chỉ số HbA1c:

Chỉ số HbA1c (Hemoglobin A1c) là một xét nghiệm máu phản ánh mức độ glucose trong máu trung bình trong vòng 2-3 tháng trước đó. Ha1c được tính theo chỉ số phần trăm, là chỉ số phần trăm lượng đường bám vào bề mặt của tế bào hồng cầu trong vòng 2-3 tháng.

HbA1c là một chỉ số quan trọng để đánh giá kiểm soát đường huyết lâu dài. Chỉ số Ha1c được xem là chỉ số theo dõi bệnh tiểu đường tốt hơn là chỉ số đường ngẫu nhiên Blood Glucose.

- Ha1c bình thường (Normal): Dưới 5.7%
- Ha1c Tiền tiểu đường (Prediabetes): 5.7%-6.4%
- Ha1c Tiểu đường (Diabetes): 6.5% trở lên

1.4. CHỈ SỐ GLYCEMIC INDEX VÀ GLYCEMIC LOAD

Chỉ số Glycemic (Glycemic Index - GI) và chỉ số Glycemic Load (GL) là hai khái niệm quan trọng trong dinh dưỡng, liên quan đến kiểm soát đường huyết và bệnh tiểu đường. Đây là những chỉ số thường thấy trong các nhãn dinh dưỡng, sách về dinh dưỡng, và khẩu phần ăn trong bệnh viện.

1. Chỉ Số Glycemic (GI)

Chỉ số Glycemic (GI) đo lường tốc độ lượng tinh bột Carbohydrate trong thực phẩm đó có thể làm tăng mức đường huyết ngay sau khi ăn. Chỉ số GI của loại thức ăn được so sánh với một tiêu chuẩn tham chiếu, thường là glucose của bánh mì trắng, với GI = 100. Chỉ số GI cao nhất là 100, và giảm dần.

Các chuyên gia dinh dưỡng phân loại chỉ số GI ra nhiều cấp khác nhau:

- GI thấp (≤ 55): Thực phẩm có chỉ số GI thấp có khả năng tăng đường huyết chậm. Ví dụ: đậu, hầu hết các loại rau, và một số trái cây như táo và lê.
- GI trung bình (56-69): Thực phẩm có GI trung bình có tác động trung bình đến việc tăng đường huyết. Ví dụ: chuối, gạo lứt, và một số loại ngũ cốc.
- GI cao (≥ 70): Thực phẩm có GI cao làm tăng đường huyết nhanh chóng. Ví dụ: bánh mì trắng, gạo trắng, và khoai tây.

Nhìn chung, các loại thực phẩm có chỉ số GI thấp thường được xem là tốt cho việc kiểm soát đường huyết và duy trì năng lượng lâu dài do cơ thể hấp thụ đường chậm hơn. Thực phẩm có GI cao có thể gây ra biến động đường huyết nhanh chóng và không tốt cho người bị tiểu đường.

2. Chỉ Số Glycemic Load (GL)

So với chỉ số GI, chỉ số Glycemic Load (GL) là một thước đo toàn diện hơn, kết hợp cả chất lượng (GI) và số lượng tinh lượng (carbohydrate) của thực phẩm.

- Chỉ số GL được tính bằng công thức: GL=(GI × gram carbohydrate thực sự của thực phẩm)/100
- Ví dụ: Trái cam có chỉ số GI là 40, có lượng carbohydrate ở mức khoảng 12 gram. Khi đó chỉ số GL ước tính sẽ là: 40 x 12/100 = 4.8

Các chuyên gia dinh dưỡng cũng phân loại GL ra nhiều cấp:

- GL thấp (≤ 10): Thực phẩm có GL thấp có tác động nhỏ đến đường huyết. Ví dụ: hạt hạnh nhân hay đậu Hà Lan. Đa số trái cây tươi và củ quả có chỉ số GL thấp.
- GL trung bình (11-19): Thực phẩm có GL trung bình có tác động vừa phải đến đường huyết. Ví dụ: yến mạch ngũ cốc, chuối.
- GL cao (≥ 20): Thực phẩm có GL cao có tác động lớn đến đường huyết. Ví dụ: khoai mì trắng hay khoai tây nướng.

Như vậy, chỉ số GL có thể cho chúng ta một bức tranh đầy đủ hơn về loại thực phẩm có thể ảnh hưởng đến đường huyết và rủi ro bệnh tiểu đường. Một thực phẩm có GI cao nhưng được ăn với lượng nhỏ có thể có GL thấp và ngược lại. Chỉ số GL cũng cho thấy nếu chúng ta ăn một lượng lớn thực phẩm có chỉ số GI thấp cũng có thể làm tăng lượng đường trong máu tương tự với việc ăn một lượng nhỏ thực phẩm có GI cao. Điều đó giúp chúng ta hiểu rằng cho dù thực phẩm có chỉ số GI thấp hay cao cũng cần phải được sử dụng với lượng phù hợp.

Phụ lục chỉ số GI các loại trái cây từ cao đến thấp

Trái cây	GI	Nguồn tham khảo
Dưa hấu	72	Glycemic Index Foundation, International Tables of Glycemic Index
Dứa (thơm)	66	Glycemic Index Foundation
Chuối chín	62	Glycemic Index Foundation
Xoài	60	Glycemic Index Foundation
Đu đủ	60	Glycemic Index Foundation
Nho	59	Glycemic Index Foundation
Kiwi	58	Glycemic Index Foundation
Quả sung	55	Glycemic Index Foundation
Đào	42	Glycemic Index Foundation
Mận	40	Glycemic Index Foundation
Táo	39	Glycemic Index Foundation
Lê	38	Glycemic Index Foundation
Cam	40	Glycemic Index Foundation
Quýt	42	Glycemic Index Foundation
Anh đào (Cherry)	22	Glycemic Index Foundation
Bưởi	25	Glycemic Index Foundation
Dâu tây	41	Glycemic Index Foundation

Trái cây	**GI**	**Nguồn tham khảo**
Việt quất (Blueberries)	53	Glycemic Index Foundation
Mâm xôi (Raspberry)	25	Glycemic Index Foundation
Chanh	20	Glycemic Index Foundation

Dưới đây là bảng phụ lục chỉ số Glycemic Load (GL) của các loại trái cây từ cao đến thấp:

Loại trái cây	**GL (phạm vi)**	**Nguồn trích dẫn**
Dưa hấu (Watermelon)	4-8	Harvard Health
Dứa (Pineapple)	6-9	Harvard Health
Chuối (Banana)	11-13	Diabetes Care
Nho (Grapes)	7-9	Harvard Health
Xoài (Mango)	8-10	Harvard Health
Táo (Apple)	5-7	Harvard Health
Lê (Pear)	3-5	Harvard Health
Cam (Orange)	3-5	Harvard Health
Quả kiwi (Kiwi)	3-4	Harvard Health
Dâu tây (Strawberry)	1-3	Harvard Health
Đu đủ (Papaya)	2-5	Harvard Health
Anh đào (Cherries)	3-4	Harvard Health
Dưa lưới (Cantaloupe)	4-5	Harvard Health

Loại trái cây	GL (phạm vi)	Nguồn trích dẫn
Quả việt quất (Blueberries)	3-4	Harvard Health
Mâm xôi (Raspberries)	1-2	Harvard Health

Chỉ số GL của trái cây có thể thay đổi đôi chút dựa trên kích cỡ khẩu phần và độ chín của trái cây. Những con số trên chỉ mang tính tham khảo và có thể khác nhau ở các nguồn khác nhau

Phụ lục chỉ số GI của các loại thức ăn hằng ngày

Loại thức ăn	GI (phạm vi)	Nguồn trích dẫn
Bánh mì trắng (White bread)	70-80	Harvard Health
Bánh mì nguyên cám (Whole wheat bread)	50-60	Harvard Health
Gạo trắng (White rice)	72-89	Harvard Health
Gạo lứt (Brown rice)	50-55	Harvard Health
Khoai tây nấu chín (Boiled potato)	78-85	American Journal of Clinical Nutrition
Khoai lang (Sweet potato)	44-61	Harvard Health
Ngô (Corn)	52-60	Harvard Health
Đậu đỗ (Lentils)	29-32	Harvard Health
Sữa nguyên kem (Whole milk)	31	Harvard Health
Sữa tách béo (Skimmed milk)	32	Harvard Health

Loại thức ăn	GI (phạm vi)	Nguồn trích dẫn
Táo (Apple)	36	Harvard Health
Cam (Orange)	43	Harvard Health
Chuối (Banana)	51	Harvard Health
Dứa (Pineapple)	59	Harvard Health
Nho (Grapes)	49	Harvard Health
Dưa hấu (Watermelon)	72	Harvard Health
Chocolate sữa (Milk chocolate)	42	Harvard Health
Kem (Ice cream)	57	Harvard Health
Bột yến mạch (Oatmeal)	55	Harvard Health
Mỳ Ý (Spaghetti)	49	Harvard Health

1.5. CÁCH ĐỌC NHÃN DINH DƯỠNG

Đa số các sản phẩm dinh dưỡng đều có dán nhãn dinh dưỡng bên ngoài. Đọc và hiểu nhãn dinh dưỡng là một kỹ năng quan trọng để hiểu rõ những gì quý vị đang ăn và giúp quý vị lựa chọn thực phẩm lành mạnh. Chỉ cần một vài phút đọc nhãn dinh dưỡng, quý vị có thể chọn đúng thức ăn mình cần.

1. Kích thước khẩu phần (Serving Size):
    - Serving Size: Kích thước của một khẩu phần ăn. Thông tin này giúp quý vị hiểu lượng thực phẩm được đề cập đến trong nhãn.
    - Servings Per Container: Số lượng khẩu phần trong mỗi hộp. Nếu hộp có nhiều khẩu phần, quý vị cần

nhân các giá trị dinh dưỡng lên để biết tổng lượng dinh dưỡng tiêu thụ.

2. Lượng calo (Calories):
    - Calories: Tổng lượng calo trong một khẩu phần này.
    - Calories from Fat: Lượng calo từ chất béo. Thông tin này giúp quý vị biết phần trăm calo đến từ chất béo.
3. Chất dinh dưỡng chính (Macronutrients):
    - Total Fat: Tổng lượng chất béo, bao gồm các loại chất béo khác nhau như chất béo bão hòa (Saturated Fat) và chất béo chuyển hóa (Trans Fat).
    - Cholesterol: Lượng cholesterol.
    - Sodium: Lượng natri.
    - Total Carbohydrate: Tổng lượng carbohydrate, bao gồm chất xơ (Dietary Fiber) và đường (Sugars).
    - Protein: Lượng protein.
4. Các vitamin và khoáng chất:
    - Thông tin về các vitamin và khoáng chất như Vitamin D, Calcium, Iron, và Potassium. Những giá trị này thường được biểu thị dưới dạng phần trăm của giá trị hằng ngày (Percent Daily Value, %DV).
5. Giá trị hằng ngày (% Daily Value):
    - % Daily Value (%DV): Phần trăm giá trị hằng ngày dựa trên một chế độ dinh dưỡng 2.000 calo mỗi ngày. Giá trị này giúp quý vị biết một khẩu phần thực phẩm đóng góp bao nhiêu phần trăm vào nhu cầu dinh dưỡng hằng ngày của quý vị.

6. Các thành phần (Ingredients):
    - Danh sách các thành phần được sắp xếp theo thứ tự trọng lượng từ cao đến thấp. Thành phần đầu tiên có trọng lượng nhiều nhất trong sản phẩm.
7. Thông tin bổ sung:
    - Một số nhãn dinh dưỡng còn cung cấp thông tin về chất xơ, các loại đường bổ sung, hoặc các chất dinh dưỡng cụ thể khác.

Ví dụ về cách đọc nhãn dinh dưỡng: Giả sử quý vị có một hộp bánh quy, trên nhãn dinh dưỡng có thể ghi:

- Serving Size: 2 cái bánh quy (30g)
- Servings Per Container: 10
- Calories: 150
- Calories from Fat: 60
- Total Fat: 7g (11% DV)
    - Saturated Fat: 2g (10% DV)
    - Trans Fat: 0g
- Cholesterol: 0mg (0% DV)
- Sodium: 150mg (6% DV)
- Total Carbohydrate: 22g (7% DV)
    - Dietary Fiber: 1g (4% DV)
    - Sugars: 12g
- Protein: 2g
- Vitamin D: 0 mcg (0% DV)
- Calcium: 20mg (2% DV)
- Iron: 1mg (6% DV)
- Potassium: 60mg (2% DV)

Với nhãn này, quý vị biết rằng ăn hai cái bánh quy sẽ cung cấp cho quý vị 150 calo, trong đó 60 calo đến từ chất béo. Lượng chất béo (Total Fat) nạp vào cơ thể sau khi ăn 1 khẩu phần (2 cái bánh quy) chiếm 11% tổng lượng chất béo cần có mỗi ngày (11% DV). Tương tự với các chất dinh dưỡng khác ghi trên nhãn.

1.6. CÁCH ĐỌC MÃ SỐ TRÁI CÂY

Mỗi khi đi chợ, quý vị để ý sẽ thấy các rau củ quả và trái cây đều có các mã số. Đây là mã số PLU (Price Look Up) để giúp nhân viên tra cứu tên sản phẩm từ những năm 1990. Tuy nhiên, dãy các con số này trên rau củ quả trái cây cũng giúp quý vị nhận biết các loại trái cây và phương pháp trồng trọt. Dưới đây là cách đọc mã này:

1. Mã số có 4 chữ số bắt đầu bằng số 3 hoặc 4: Đây là các loại trái cây được trồng theo phương pháp truyền thống, bao gồm bón phân và có dùng thuốc diệt sâu bọ. Ví dụ:
    - 4011: Chuối
    - 4131: Táo Fuji
    - 4046: Bơ
2. Mã số có 5 chữ số bắt đầu bằng số 9: Đây là các loại trái cây Organic (hữu cơ). Ví dụ:
    - 94011: Chuối Organic
    - 94131: Táo Fuji Organic
    - 94046: Bơ Organic
3. Mã số có 5 chữ số bắt đầu bằng số 8: Đây là các loại trái cây biến đổi gen (GMO). Tuy nhiên, hiện nay mã số này ít được sử dụng do lo ngại về tính minh bạch và nhận diện của người tiêu dùng. Ví dụ:
    - 84011: Chuối biến đổi gen.

1.7. THỰC PHẨM ORGANIC (HỮU CƠ) LÀ GÌ?

Trong các bài nói chuyện trên Youtube, thỉnh thoảng tôi có nhắc về thực phẩm organic. Phần này tôi sẽ giải thích đây là loại thực phẩm gì và quá trình chứng nhận ra sao.

Nhìn chung, thực phẩm organic là các loại sản phẩm nông nghiệp được trồng và chế biến theo các tiêu chuẩn hữu cơ nông nghiệp. Nói đơn giản là trồng rau củ quả không dùng thuốc trừ sâu, không có chất kích thích, và theo dõi chăm sóc kỹ lưỡng từ lúc trồng đến thu hoạch. Cách tốt nhất quý vị có sản phẩm Organic là tự trồng trong vườn nhà các loại rau củ quả dễ trồng.

Các tiêu chuẩn để công nhận sản phẩm hữu cơ gồm:

- Không sử dụng hóa chất tổng hợp: Bao gồm thuốc trừ sâu, phân bón hóa học, chất điều hòa sinh trưởng.
- Không sử dụng các chất biến đổi gen (GMO): Các giống cây trồng và động vật không được biến đổi gen.
- Quản lý đất và nước bền vững: Sử dụng phương pháp canh tác giúp bảo vệ đất và nước.
- Chăn nuôi nhân đạo: Động vật được nuôi dưỡng trong điều kiện tốt, không sử dụng kháng sinh và hormone tăng trưởng.

Ưu Điểm của Thực Phẩm Organic

- Giảm Thiểu Hóa Chất: Thực phẩm organic chứa ít hoặc không có dư lượng thuốc trừ sâu và hóa chất tổng hợp, giảm nguy cơ ảnh hưởng xấu đến sức khỏe người tiêu dùng. Đây là điểm mạnh nhất của thực phẩm organic.
- Bảo Vệ Môi Trường: Nông nghiệp hữu cơ giúp giảm thiểu ô nhiễm đất, nước và không khí, bảo vệ đa dạng sinh học và duy trì độ phì nhiêu của đất.
- Chất Lượng Dinh Dưỡng: Một số nghiên cứu cho thấy thực phẩm organic có thể chứa hàm lượng chất chống

oxy hóa và một số vi chất dinh dưỡng cao hơn so với thực phẩm thông thường. Một số nghiên cứu chỉ ra thực phẩm organic có thể có chất lượng dinh dưỡng tốt hơn.

- Hương Vị Tự Nhiên: Thực phẩm organic thường có hương vị tự nhiên hơn do không sử dụng hóa chất.

Nhược Điểm của sản phẩm Organic

- Giá Thành Cao: Thực phẩm organic thường có giá cao hơn do quy trình canh tác tốn kém và năng suất thấp hơn.
- Thời Gian Bảo Quản Ngắn: Thực phẩm organic thường không sử dụng chất bảo quản, do đó có thể không giữ được lâu so với thực phẩm thông thường.
- Khả Năng Bị Nhiễm Khuẩn: Do không sử dụng thuốc diệt khuẩn, thực phẩm organic có thể có nguy cơ nhiễm khuẩn từ đất hoặc phân bón tự nhiên.

Những ai nên hạn chế dùng thực phẩm Organic?

Tuy rằng thực phẩm Organic có nhiều ưu điểm, không phải quý vị nào cũng phù hợp loại này. Quý vị có hệ miễn dịch yếu, như người bị bệnh mãn tính hoặc bệnh nhân đang điều trị bằng thuốc ức chế miễn dịch, nên cẩn thận với thực phẩm organic vì nguy cơ nhiễm khuẩn. Các sản phẩm Organic do không dùng thuốc trừ sâu hay thuốc diệt khuẩn nên có thể có những loại vi khuẩn hay nấm bám trên sản phẩm. Ngoài ra, quý vị dị ứng với phấn hoa hay với các chất tự nhiên có trong phân bón hữu cơ cũng có thể bị dị ứng khi dùng thực phẩm Organic.

Ai Chứng Nhận Thực Phẩm Organic?

Chứng nhận thực phẩm organic là một quá trình khắt khe, được quản lý bởi các tổ chức và cơ quan chính phủ khác nhau trên toàn thế giới. Mỗi quốc gia hoặc khu vực có các tiêu chuẩn và quy định riêng về nông nghiệp hữu cơ và quá trình chứng nhận.

Bộ Nông Nghiệp Hoa Kỳ (USDA) có chương trình chứng nhận (USDA Organic Certificate) nghiêm ngặt cho các sản phẩm hữu cơ. Để được chứng nhận, sản phẩm phải tuân thủ các tiêu chuẩn về sản xuất, xử lý và dán nhãn hữu cơ của USDA. Các trang trại và cơ sở sản xuất phải trải qua kiểm tra hàng năm và tuân thủ các quy định cụ thể về nông nghiệp hữu cơ.

Châu Âu (EU) cũng có một hệ thống chứng nhận hữu cơ thống nhất cho tất cả các nước thành viên. Các sản phẩm hữu cơ phải tuân thủ các tiêu chuẩn về nông nghiệp hữu cơ của EU, bao gồm quy định về trồng trọt, chăn nuôi và xử lý sản phẩm, tương tự như tổ chức USDA.

Các tiêu chuẩn Quốc Tế (International Standards) về thực phẩm Organic được chứng nhận bởi IFOAM (International Federation of Organic Agriculture Movements). Các tiêu chuẩn của IFOAM được công nhận trên toàn thế giới và nhiều tổ chức chứng nhận hữu cơ sử dụng các tiêu chuẩn này làm cơ sở.

Các tổ chức tư nhân cũng có thể cung cấp chứng nhận hữu cơ, thường dựa trên các tiêu chuẩn quốc gia hoặc quốc tế. QAI (Quality Assurance International): Một trong những tổ chức chứng nhận hữu cơ lớn nhất tại Hoa Kỳ. Oregon Tilth, Tổ chức chứng nhận hữu cơ phi lợi nhuận tại Hoa Kỳ hay Soil Association, Tổ chức chứng nhận hữu cơ tại Vương quốc Anh.

Tại Việt Nam, chứng nhận thực phẩm organic được quản lý bởi Bộ Nông nghiệp và Phát triển Nông thôn (VN MARD) cùng với sự tham gia của các tổ chức chứng nhận hữu cơ tư nhân. Các tiêu chuẩn và quy trình chứng nhận hữu cơ tại Việt Nam nhằm đảm bảo sản phẩm không sử dụng hóa chất tổng hợp, không biến đổi gen và tuân thủ các quy định về nông nghiệp bền vững.

Quy Trình Chứng Nhận Thực Phẩm Organic

Đầu tiên, các trang trại và cơ sở sản xuất phải đăng ký với tổ chức chứng nhận và cung cấp thông tin chi tiết về các hoạt động sản xuất của họ. Sau đó, các tổ chức chứng nhận sẽ thực hiện một cuộc đánh giá ban đầu để đảm bảo rằng các tiêu chuẩn hữu cơ được đáp ứng. Quy trình này thường mất một khoảng thời gian. Các trang trại mới chuyển đổi sang nông nghiệp hữu cơ phải tuân thủ các quy định hữu cơ trong một thời gian nhất định (thường là 2-3 năm) trước khi sản phẩm của họ có thể được chứng nhận là hữu cơ.

Sau khi được chứng nhận, các trang trại và cơ sở sản xuất phải trải qua kiểm tra hàng năm để đảm bảo rằng họ vẫn tuân thủ các tiêu chuẩn hữu cơ. Các trang trại và cơ sở sản xuất phải duy trì hồ sơ chi tiết về các hoạt động sản xuất và xử lý để chứng minh sự tuân thủ với các tiêu chuẩn hữu cơ.

Chứng nhận thực phẩm organic là một quá trình nghiêm ngặt và phức tạp, được quản lý bởi các cơ quan chính phủ và tổ chức tư nhân uy tín. Việc sử dụng các sản phẩm được chứng nhận hữu cơ không chỉ đảm bảo rằng sản phẩm đó không chứa các hóa chất tổng hợp và chất biến đổi gen, mà còn hỗ trợ các phương pháp canh tác bền vững và bảo vệ môi trường. Nếu quý vị có điều kiện, việc lựa chọn thực phẩm organic có thể là một lựa chọn tốt cho sức khỏe và môi trường.

1.8. LÀM SAO CÓ DINH DƯỠNG TỐT?

Nếu quý vị không muốn đọc hết cuốn sách này, chỉ muốn biết những điểm quan trọng nhất về dinh dưỡng thì đây là các nguyên tắc cơ bản để có sức khoẻ tốt dựa trên dinh dưỡng. Lưu ý dinh dưỡng tốt cần thời gian và kỷ luật. Các nguyên tắc này được tổng hợp dựa trên các nghiên cứu khoa học.

1. Ăn nhiều loại thức ăn hằng ngày:

Quý vị nên dùng nhiều loại thực phẩm khác nhau, từ nhiều nguồn thực phẩm khác nhau để đảm bảo cung cấp đầy đủ protein, carbohydrate, chất béo, vitamin và khoáng chất. Ăn nhiều loại thực phẩm cũng giúp hệ tiêu hóa và thần kinh hoạt động khỏe mạnh, từ hàm răng, thực quản, bao tử, ruột đến hậu môn.

Quý vị cũng nên chú ý đến văn hóa nơi mình đang sinh sống để có chế độ dinh dưỡng kết hợp. Ví dụ nếu quý vị là người Việt tại vùng Michigan xứ lạnh có thể kết hợp đồ ăn Việt với đồ ăn Mỹ như cheese, format, bơ và bánh mì ngũ cốc, giúp no lâu và có nhiều khoáng chất.

2. Cân Bằng Lượng và Chất Dinh Dưỡng

Các nghiên cứu chỉ ra rằng, với người khỏe mạnh, một tỷ lệ cân đối giữa các chất dinh dưỡng chính như protein, carbohydrate, và chất béo sẽ giúp cơ thể chúng ta duy trì sức khỏe tối ưu. Nói cách khác, số lượng và loại thức ăn chúng ta ăn cần có tỉ lệ thích hợp, giúp cơ thể hoạt động hiệu quả, duy trì năng lượng và hỗ trợ sự phát triển.

Tỷ lệ khuyến nghị của người khỏe mạnh gồm tinh bột (Carbohydrate): 45-65%, protein: 10-35% chất béo: 20-35% trong khẩu phần ăn.

3. Kiểm Soát Khẩu Phần Ăn

Khi ăn một món ngon, chúng ta thường muốn ăn thêm và ăn nhiều hơn nữa, dễ dẫn đến thừa cân, và các bệnh khác. Quý vị cần chú ý kiểm soát khẩu phần ăn từ mỗi ~~buổi~~ bữa ăn ~~mỗi~~ trong ngày, ăn khoai tây chiên rất ngon, nhưng ăn vài miếng là đủ, vì lượng calo~~ries~~ trong mỗi miếng khoai tây ~~chiến~~ chiên khá cao, chưa kể chỉ số GI cũng cao. Ăn đúng lượng thực phẩm phù hợp với nhu cầu calo và mức độ hoạt động của cơ thể, giúp duy trì cân nặng lý tưởng và ngăn ngừa thừa cân hoặc béo phì.

Đây là lý do vì sao tôi thường khuyên "ăn ngon" chứ đừng "ăn no" trong các buổi nói chuyện.

4. Ăn Nhiều Rau Quả và Ăn Chậm

Rau quả tươi có nhiều tác dụng tốt cho sức khỏe hơn chúng ta nghĩ. Rau cải chứa nhiều chất xơ, vitamin, khoáng chất, và chất chống oxy hóa. Rau cải giúp ngăn ngừa táo bón, giúp ruột làm việc hiệu quả, và giúp chúng ta ngủ ngon. Quý vị cố gắng ăn nhiều rau xanh và trái cây trong mỗi bữa ăn, thường khoảng 1 /3 đĩa thức ăn của quý vị có đủ màu xanh đỏ tím vàng của rau củ quả là tốt. Khi quý vị ăn rau củ quả, nhớ ăn chậm và nhai kỹ để giúp cho việc hấp thụ vitamin và chất xơ trong rau củ quả được tối đa.

5. Chọn Ngũ Cốc Nguyên Hạt

Ngũ cốc chứa rất nhiều dinh dưỡng, nhưng chỉ có các loại ngũ cốc nguyên hạt là còn nhiều dinh dưỡng. Ngũ cốc tinh chế mất đi nhiều dinh dưỡng vì có nhiều hóa chất trộn lẫn và tiếp xúc với các chất xử lý. Ví dụ như hạt gạo có rất nhiều dinh dưỡng vitamin và khoáng chất ở lớp vỏ mỏng bên ngoài, trong khi bột gạo không còn những khoáng chất này.

6. Hạn Chế Đường và Muối

Đường ngày nay được xem là mối nguy hiểm số một của bệnh tim mạch và tiểu đường. Nhưng cái khó là chúng ta vẫn cần đường trong dinh dưỡng. Thức ăn có nhiều đường như bánh, chè, rượu ngọt thường ngon và khiến chúng ta muốn ăn nhiều. Quý vị nên cố gắng giảm tiêu thụ đường và muối, đặc biệt từ các thực phẩm chế biến sẵn và đồ uống có đường. Các nghiên cứu chỉ ra rằng quý vị có thể giảm thiểu nguy cơ mắc bệnh tiểu đường, cao huyết áp và các bệnh tim mạch chỉ đơn giản bằng cách giảm lượng đường tiêu thụ.

Muối cũng là một chất quan trọng khác chúng ta cần, nhưng ăn quá nhiều muối có thể tăng huyết áp hay tăng rủi ro mắc bệnh thận.

7. Chọn Chất Béo Lành Mạnh

Chất béo là năng lượng cực kỳ quan trọng mà chúng ta cần. Chất béo cần thiết để tổng hợp hormon và bảo vệ tế bào não. Quý vị nhớ chọn chất béo không bão hòa từ dầu olive, dầu hạt cải, quả bơ và các loại hạt. Hạn chế chất béo bão hòa và chất béo chuyển hóa. Xem chương về chất béo để hiểu rõ hơn tác dụng của chúng. Ăn chất béo đúng cách sẽ hỗ trợ sức khỏe tim mạch, giảm cholesterol xấu (LDL) và tăng cholesterol tốt (HDL).

8. Uống Đủ Nước

Chúng ta thường hay thiếu nước vì cuộc sống bận rộn. Công việc và guồng quay cuộc sống khiến chúng ta ít uống nước, đến khi thấy nước tiểu vàng khè, nhiều mùi hôi thì chúng ta mới nhận ra chúng ta cần thêm nước. Có đủ nước sạch giúp quý vị minh mẫn, sức khỏe đảm bảo trong khi thiếu nước sẽ tăng rủi ro bệnh sỏi thận, bệnh thận, bệnh da liễu. Uống nước đầy đủ còn hỗ trợ tiêu hóa, tuần hoàn máu, điều chỉnh nhiệt độ cơ thể và loại bỏ các chất độc.

Quý vị uống ít nhất 8 cốc nước mỗi ngày, tương đương với khoảng 2 lít. Lưu ý là nếu quý vị mắc bệnh suy tim (CHF) hay chạy thận nhân tạo, bác sĩ có thể khuyên quý vị hạn chế dùng nhiều nước. Trao đổi với bác sĩ để có lời khuyên tốt nhất cho lượng nước cần thiết.

9. Ăn Đủ Protein

Protein là một loại dinh dưỡng quan trọng khác quý vị cần mỗi ngày. Quý vị nhớ ăn đủ lượng protein từ các nguồn khác nhau như từ động vật và thực vật để có kết quả tốt nhất. Protein hỗ trợ sự phát triển và duy trì cơ bắp, sản xuất enzyme và hormone. Xem chương chi tiết về Protein để hiểu rõ vì sao chúng ta cần nhiều protein, nhất là để giúp giảm cân. Các nguồn protein tốt gồm thịt nạc, gia cầm, cá, trứng, sữa và các sản phẩm từ sữa, đậu hũ, các loại đậu.

10. Hạn Chế Thực Phẩm Chế Biến

Cuối cùng, ăn uống lành mạnh là ăn uống hạn chế thực phẩm chế biến. Điểm khó khăn là các loại thức ăn qua chế biến, ví dụ như mắm tôm, hay thịt bacon xông khói, thường là những món ăn rất ngon và hấp dẫn.

Khi quý vị giảm tiêu thụ thực phẩm chế biến sẵn và thực phẩm chứa nhiều chất bảo quản, phẩm màu và phụ gia, quý vị đang giúp tim và thận của quý vị khỏe hơn. Các nghiên cứu chỉ ra rằng giảm thức ăn chế biến còn làm giảm nguy cơ mắc các bệnh mãn tính và duy trì sức khỏe tổng quát tốt hơn.

Tuân theo các nguyên tắc cơ bản của dinh dưỡng giúp quý vị duy trì sức khỏe tốt, ngăn ngừa bệnh tật và cải thiện chất lượng cuộc sống. Một chế độ dinh dưỡng đa dạng, cân đối và hợp lý sẽ cung cấp đủ các chất dinh dưỡng cần thiết cho cơ thể và hỗ trợ các chức năng sinh lý quan trọng.

1.9. TÀI LIỆU THAM KHẢO

Campbell, T. C., & Campbell, T. M. II. (2005). *The China Study: The Most Comprehensive Study of Nutrition Ever Conducted and the Startling Implications for Diet, Weight Loss, and Long-term Health*. BenBella Books.

Centers for Disease Control and Prevention. *Centers for Disease Control and Prevention*. www.cdc.gov.

Fossel, P. (2012). *Organic Farming: Everything You Need to Know*. Storey Publishing.

Greger, M. (2017). *How Not to Die: Discover the Foods Scientifically Proven to Prevent and Reverse Disease*. Flatiron Books.

Hansen, A. L. (2011). *The Organic Farming Manual: A Comprehensive Guide to Starting and Running a Certified Organic Farm*. Storey Publishing.

Riddle, J., & Hamir, A. (2008). *Organic Food: Understanding Organic Choices*. New Society Publishers.

The Blue Zones Kitchen: 100 Recipes to Live to 100. (2019). National Geographic.

United States Department of Agriculture. *ChooseMyPlate*. www.choosemyplate.gov.

World Health Organization. *World Health Organization*. www.who.int.

Chương 2:
Dinh dưỡng ảnh hưởng sức khỏe

2.1. DINH DƯỠNG Ở CÁC GIAI ĐOẠN CUỘC ĐỜI

Dinh dưỡng đóng vai trò quan trọng trong suốt cuộc đời chúng ta, từ khi sinh ra cho đến khi già đi. Nhu cầu dinh dưỡng của chúng ta thay đổi theo từng giai đoạn sống, và việc cung cấp đủ chất dinh dưỡng cần thiết là rất quan trọng để đảm bảo sự phát triển, duy trì sức khỏe và phòng ngừa bệnh tật. Nhìn chung, chúng ta cần ăn nhiều khi đang phát triển, ăn cân bằng lúc còn trẻ và ăn ít hơn khi về già.

Ngoài những thay đổi và nhu cầu về dinh dưỡng theo tuổi tác, dinh dưỡng mỗi cá nhân còn tùy thuộc vào văn hóa và môi trường sống. Chọn chế độ dinh dưỡng cân bằng giữa những yếu tố này sẽ giúp quý vị khỏe mạnh hơn.

1. Lúc chúng ta còn trong bào thai

Vai trò của dinh dưỡng tốt cực kỳ quan trọng vì dinh dưỡng hỗ trợ sự phát triển khỏe mạnh của thai nhi và giữ gìn sức khỏe của bà mẹ. Mời quý vị đọc kỹ phần dinh dưỡng dành cho thai phụ và em bé ở các chương sau.

Axit folic giúp ngăn ngừa dị tật ống thần kinh ở thai nhi. Các thực phẩm giàu axit folic bao gồm rau xanh đậm, các loại đậu và ngũ cốc đã được tăng cường vi chất. Sắt cũng rất cần thiết vì hỗ trợ sản xuất máu và giúp ngăn ngừa tình trạng thiếu máu thường gặp trong thai kỳ. Thịt đỏ, các loại đậu và rau lá xanh là những nguồn cung cấp sắt dồi dào. Bên cạnh đó, canxi và vitamin D đóng vai trò hỗ trợ sự phát triển hệ xương và răng của thai nhi. Nguồn thực phẩm giàu canxi và vitamin D bao gồm sữa, các sản phẩm từ sữa và cá béo như cá hồi. Ngoài ra, protein là dưỡng chất thiết yếu cho sự phát triển của các mô và cơ quan trong cơ thể thai nhi. Các nguồn protein chất lượng cao có thể kể đến như thịt nạc, cá, trứng và các loại đậu.

Việc bổ sung đầy đủ các dưỡng chất này thông qua chế độ ăn cân bằng và đa dạng là nền tảng quan trọng để đảm bảo một thai kỳ khỏe mạnh và giúp thai nhi phát triển toàn diện.

2. Khi chúng ta là bé sơ sinh và trẻ nhỏ (0-2 tuổi)

Vai trò của dinh dưỡng cực kỳ quan trọng cho phát triển cơ thể, là nền móng cho bé sơ sinh và trẻ nhỏ phát triển thể chất và trí lực. Ngoài ra, dinh dưỡng còn ảnh hưởng đến sự phát triển của tinh thần và tính cách của bé. Một cơ thể khỏe mạnh sẽ giúp bé có tinh thần cứng cáp. Quý vị nhớ theo dõi chỉ số cân nặng BMI, chỉ số chiều cao, và so sánh với bảng cân nặng chiều cao BMI trung bình để xem bé có bị suy dinh dưỡng hay không.

Trong 6 tháng đầu đời, sữa mẹ là nguồn cung cấp tất cả các chất dinh dưỡng thiết yếu cần thiết cho sự phát triển của trẻ. Theo khuyến cáo của Hội Nhi khoa Hoa Kỳ, các bà mẹ nên cho trẻ bú mẹ hoàn toàn ít nhất trong 6 tháng đầu đời, sau đó có thể kết hợp sữa mẹ với sữa công thức tùy theo nhu cầu của trẻ và tình trạng sức khỏe của mẹ.

Bên cạnh nguồn dinh dưỡng chính từ sữa mẹ, vitamin D cũng đóng vai trò quan trọng trong việc hỗ trợ sự phát triển xương chắc khỏe và củng cố hệ miễn dịch của trẻ. Vitamin D có thể được bổ sung thông qua việc tắm nắng hợp lý hoặc từ các sản phẩm sữa được tăng cường vitamin D.

Ngoài ra, chất béo lành mạnh cũng rất cần thiết cho sự phát triển của não bộ trong giai đoạn đầu đời. Sữa mẹ là nguồn cung cấp chất béo tự nhiên tối ưu cho trẻ sơ sinh. Bên cạnh đó, dầu cá cũng là nguồn bổ sung chất béo omega-3 rất có lợi cho sự phát triển trí não.

Việc đảm bảo cung cấp đầy đủ các dưỡng chất trên sẽ giúp trẻ xây dựng nền tảng vững chắc cho sự phát triển thể chất và trí tuệ lâu dài.

3. Khi chúng ta còn là trẻ em (2-12 tuổi)

Dinh dưỡng lúc này tiếp tục đóng vai trò quan trọng, hỗ trợ sự phát triển toàn diện, tăng cường hệ miễn dịch và năng lượng cho các hoạt động của trẻ em. Đây cũng là chìa khóa cho chiều cao tốt và cân nặng lý tưởng. Dinh dưỡng hợp lý sẽ giúp con em quý vị phát triển chiều cao lý tưởng. Dinh dưỡng cũng giúp bé không bị thừa cân. Với bé gái, dinh dưỡng tốt giúp bé chuẩn bị tốt nhất để phát triển thành thiếu nữ xinh đẹp.

Các nhóm dưỡng chất cần thiết trong giai đoạn này bao gồm: protein, giúp hỗ trợ sự phát triển cơ và xương, có nhiều trong thịt, cá, trứng và đậu; canxi, cần thiết cho sự phát triển của xương và răng, có nhiều trong sữa, các sản phẩm từ sữa và rau xanh; chất xơ, hỗ trợ hệ tiêu hóa khỏe mạnh và ngăn ngừa táo bón, có trong rau xanh, trái cây và ngũ cốc nguyên hạt.

4. Khi chúng ta trở thành thanh thiếu niên (13-19 tuổi)

Ở giai đoạn này, dinh dưỡng tiếp tục giữ vai trò then chốt trong việc giúp các chàng trai, cô gái tuổi thanh thiếu niên tiếp tục phát triển và hoàn thiện cơ thể. Một chế độ dinh dưỡng đầy đủ và cân đối sẽ hỗ trợ hiệu quả cho sự tăng trưởng nhanh chóng về chiều cao, cân nặng cũng như những thay đổi hormone quan trọng của cơ thể.

Các dưỡng chất thiết yếu trong giai đoạn này bao gồm: protein, giúp thúc đẩy sự phát triển cơ bắp và sản sinh hormone, có nhiều trong thịt, cá, trứng và các loại đậu; canxi và vitamin D, giúp xương các thanh thiếu niên chắc khỏe và phát triển tối ưu, với nguồn cung cấp chủ yếu từ sữa, các sản phẩm từ sữa, nấm, và ánh nắng mặt trời; sắt, đóng vai trò quan trọng trong việc sản xuất máu và phòng ngừa thiếu máu, có nhiều trong thịt đỏ, đậu và rau xanh.

5. Khi chúng ta trưởng thành (20-64 tuổi)

Ở giai đoạn này, chúng ta thường bắt đầu ít quan tâm đến dinh dưỡng do bận rộn với những vấn đề "cơm áo gạo tiền tình". Việc ăn uống hằng ngày trở nên vội vã, chúng ta mải mê lao vào công việc, lập gia đình hoặc tập trung cho việc học tập, khiến chế độ dinh dưỡng dần bị xem nhẹ và không còn đảm bảo.

Tuy nhiên, đây lại là thời điểm quan trọng để duy trì sức khỏe, duy trì năng lượng cho các hoạt động hằng ngày và bắt đầu quá trình phòng ngừa các bệnh mãn tính về sau. Những dưỡng chất cần thiết trong giai đoạn này bao gồm: chất xơ, giúp hỗ trợ tiêu hóa và ngăn ngừa bệnh tim mạch, có nhiều trong rau xanh, trái cây và ngũ cốc nguyên hạt; chất béo không bão hòa, giúp bảo vệ sức khỏe tim mạch, được tìm thấy trong dầu olive, quả bơ và các loại hạt; cùng với các vitamin và khoáng chất, đóng vai trò duy trì chức năng cơ thể và phòng ngừa bệnh tật, có nhiều trong rau xanh, trái cây, thịt và cá.

6. Khi chúng ta thành người cao tuổi (65+ tuổi)

Ở giai đoạn này, quý vị thường bắt đầu quan tâm nhiều hơn đến dinh dưỡng, tìm kiếm các loại "thuốc bổ" hay "nhân sâm" nhằm cải thiện sức khỏe. Sự chú ý đến dinh dưỡng lúc này có phần hơi muộn, dù vẫn chưa hoàn toàn quá trễ. Các thay đổi về tâm sinh lý khiến việc duy trì dinh dưỡng tốt ở giai đoạn này bắt đầu khó khăn. Tuy nhiên, với một chế độ dinh dưỡng hợp lý, quý vị vẫn có thể duy trì sức khỏe, năng lượng và đảm bảo chức năng cơ thể.

Đặc biệt ở người cao tuổi, việc phòng ngừa suy dinh dưỡng là vô cùng quan trọng. Bởi khi cơ thể thiếu dinh dưỡng, nguy cơ mắc các bệnh mạn tính như mất trí nhớ hay tiểu đường sẽ gia tăng. Các dưỡng chất cần thiết lúc này bao gồm: protein, giúp duy trì khối lượng cơ bắp và sức mạnh, có trong thịt nạc, cá, trứng và các loại đậu. Canxi và vitamin D quan trọng, hỗ trợ phòng ngừa loãng xương và gãy xương, có nhiều trong sữa, các sản phẩm từ sữa và cá béo; chất xơ, giúp cải thiện hệ tiêu hóa và ngăn ngừa táo bón, có trong rau xanh, trái cây và ngũ cốc nguyên hạt. Uống nước đầy đủ đóng vai trò duy trì cân bằng nước trong cơ thể và hỗ trợ các chức năng sinh lý, được bổ sung từ nước uống, các loại trái cây và rau củ giàu nước. Người cao tuổi có nhiều rủi ro mất nước do cơ thể không còn giữ nước tốt và ít cảm giác khát nước.

Như quý vị thấy, dinh dưỡng đóng vai trò quan trọng trong mỗi giai đoạn sống, từ khi chúng ta còn trong bụng mẹ cho đến khi già đi. Mỗi giai đoạn đều có nhu cầu dinh dưỡng đặc biệt và việc đáp ứng đầy đủ những nhu cầu này sẽ giúp cơ thể phát triển khỏe mạnh, ngăn ngừa bệnh tật và duy trì chất lượng cuộc sống tốt.

2.2. DINH DƯỠNG VÀ BỆNH TIM MẠCH

Những bằng chứng khoa học gần đây cho thấy rằng một chế độ dinh dưỡng phù hợp, chẳng hạn như ăn nhiều chất xơ, trái cây, rau củ và các loại hạt, có thể giúp giảm nguy cơ mắc bệnh tim mạch. Quý vị có thể tham khảo chi tiết từng chế độ dinh dưỡng được trình bày trong các chương sau để tìm ra lựa chọn phù hợp nhất cho mình.

Theo nghiên cứu Framingham Heart Study, một chế độ ăn ít chất béo bão hòa và cholesterol có liên quan đến việc giảm nguy cơ mắc bệnh tim mạch. Bên cạnh đó, nhiều bằng chứng cũng cho thấy rằng chất béo không bão hòa, đặc biệt là omega-3 và omega-6 có trong các loại dầu thực vật và cá biển, có tác dụng bảo vệ sức khỏe tim mạch. Các khuyến nghị về dinh dưỡng từ các tổ chức y khoa nhằm ngăn ngừa bệnh tim mạch bao gồm: tăng cường ăn thực phẩm giàu chất xơ, hạn chế tiêu thụ chất béo bão hòa và cholesterol, đồng thời bổ sung nhiều cá biển, dầu ô liu và các loại hạt vào chế độ ăn hằng ngày.

2.3. DINH DƯỠNG VÀ BỆNH TIỂU ĐƯỜNG

Dinh dưỡng đóng vai trò cực kỳ quan trọng trong việc kiểm soát và phòng ngừa bệnh tiểu đường. Nhiều nghiên cứu đã chỉ ra rằng chế độ ăn uống giàu đường và carbohydrate tinh chế có thể làm tăng nguy cơ mắc bệnh tiểu đường loại 2. Có thể nói nguyên nhân gây bệnh tiểu đường có một phần quan trọng từ việc ăn uống cẩu thả.

Cụ thể, nghiên cứu Nurses' Health Study cho thấy rằng những người có chế độ dinh dưỡng nhiều đường và carbohydrate tinh chế có nguy cơ mắc bệnh tiểu đường loại 2 cao hơn. Ngoài ra, các bằng chứng khoa học cũng ghi nhận vai trò tích cực của chất xơ, đặc biệt là chất xơ từ ngũ cốc nguyên hạt, trong việc kiểm soát đường huyết và giảm nguy cơ phát triển bệnh tiểu đường. Các khuyến nghị dinh dưỡng nhằm ngăn ngừa bệnh tiểu đường bao gồm: hạn chế tiêu thụ đường và carbohydrate tinh chế, tăng cường ăn ngũ cốc nguyên hạt, rau củ và các loại hạt để hỗ trợ kiểm soát lượng đường trong máu và bảo vệ sức khỏe lâu dài.

2.4. DINH DƯỠNG VÀ BỆNH BÉO PHÌ

Có lẽ quý vị cũng biết ăn uống thừa thãi thường gắn liền với tình trạng béo phì. Nhiều bằng chứng khoa học cho thấy rằng một chế độ dinh dưỡng chứa quá nhiều calo, đường và chất béo bão hòa góp phần làm gia tăng béo phì, từ đó dẫn đến nguy cơ cao mắc các bệnh tim mạch và tiểu đường. Một số quý vị bị béo phì có thể từ di truyền và việc duy trì chế độ dinh dưỡng hợp lý càng quan trọng hơn.

Các nghiên cứu về tiêu thụ đồ uống có đường cũng chỉ ra rằng ăn uống thừa thãi là một trong những nguyên nhân chính gây tăng cân và béo phì. Ngược lại, những bằng chứng khoa học về chế độ ăn ít calo cho thấy rằng việc áp dụng chế độ dinh dưỡng giảm lượng calo, đồng thời giàu chất xơ và protein, có thể hỗ trợ quá trình giảm cân hiệu quả. Các khuyến nghị dinh dưỡng nhằm kiểm soát cân nặng bao gồm: hạn chế tiêu thụ đồ uống có đường, giảm lượng calo tổng thể trong khẩu phần ăn và tăng cường bổ sung chất xơ cùng protein từ các nguồn thực phẩm lành mạnh.

2.5. DINH DƯỠNG VÀ BỆNH UNG THƯ

Gần đây, các nghiên cứu đã chỉ ra rằng những chế độ dinh dưỡng giàu chất chống oxy hóa, trái cây và rau củ tươi có thể giúp giảm rủi ro mắc một số loại ung thư. Mặc dù ung thư là một căn bệnh phức tạp với nhiều yếu tố nguy cơ, chế độ dinh dưỡng tốt vẫn có thể đóng vai trò quan trọng trong việc làm giảm nguy cơ phát bệnh cũng như hạn chế các biến chứng liên quan.

Cụ thể, các nghiên cứu về chế độ dinh dưỡng và ung thư đại tràng cho thấy rằng một chế độ ăn giàu chất xơ, đồng thời hạn chế tiêu thụ thịt đỏ và thịt chế biến sẵn, có thể làm giảm nguy cơ mắc ung thư đại tràng. Bên cạnh đó, bằng chứng về vai trò của chất chống oxy hóa cho thấy rằng các hợp chất này, có nhiều trong trái cây và rau củ, giúp bảo vệ tế bào khỏi tổn thương do gốc tự do, từ đó góp phần làm giảm nguy cơ phát triển bệnh ung thư. Các khuyến nghị dinh dưỡng để phòng ngừa ung thư bao gồm: tăng cường tiêu thụ trái cây và rau củ, hạn chế ăn thịt đỏ và các loại thịt chế biến sẵn, đồng thời ưu tiên lựa chọn thực phẩm giàu chất chống oxy hóa như quả mọng, rau lá xanh và các loại hạt.

2.6. DINH DƯỠNG VÀ BỆNH TÂM THẦN

Cách nghiên cứu ngày càng chỉ ra vai trò của dinh dưỡng trong việc hỗ trợ sức khỏe tâm thần. Một cơ thể suy dinh dưỡng sẽ khó có một tinh thần minh mẫn. Các bằng chứng khoa học cho thấy chế độ dinh dưỡng khỏe mạnh có thể ảnh hưởng tích cực đáng kể đến tâm trạng và chức năng nhận thức, dẫn đến cải thiện sức khỏe tâm thần.

Nghiên cứu về mối liên hệ giữa omega-3 và trầm cảm cho thấy rằng axit béo omega-3 có thể giúp cải thiện các triệu chứng trầm cảm. Bên cạnh đó, bằng chứng về vai trò của vitamin nhóm B đối với sức khỏe tâm thần cũng rất rõ ràng, khi thiếu hụt vitamin B, đặc biệt là B12 và folate, có liên quan đến tình trạng lo âu và trầm cảm. Lưu ý nhiều quý vị ăn chay thường xuyên có thể sẽ thiếu vitamin B12. Các khuyến nghị dinh dưỡng để hỗ trợ sức khỏe tâm thần bao gồm: tăng cường tiêu thụ cá biển giàu omega-3, đồng thời bổ sung đầy đủ vitamin B từ các nguồn thực phẩm như ngũ cốc nguyên hạt, thịt, trứng và rau lá xanh.

2.7. DINH DƯỠNG VÀ BỆNH XƯƠNG KHỚP

Các nghiên cứu đã chỉ ra rằng canxi và vitamin D là những dưỡng chất thiết yếu đối với sức khỏe xương, và dinh dưỡng đóng vai trò cực kỳ quan trọng trong việc duy trì cơ xương khớp khỏe mạnh. Cụ thể, các nghiên cứu về mối liên hệ giữa canxi và loãng xương cho thấy rằng một chế độ dinh dưỡng giàu canxi có thể giúp ngăn ngừa tình trạng loãng xương và giảm nguy cơ gãy xương. Bên cạnh đó, bằng chứng khoa học cũng khẳng định vai trò của vitamin D trong việc hỗ trợ cơ thể hấp thụ canxi hiệu quả hơn, từ đó góp phần bảo vệ sức khỏe xương. Các khuyến nghị dinh dưỡng nhằm tăng cường sức khỏe xương bao gồm: bổ sung canxi từ sữa, các sản phẩm từ sữa và rau lá xanh, đồng thời đảm bảo đủ lượng vitamin D thông qua việc tiếp xúc với ánh nắng mặt trời và tiêu thụ các thực phẩm giàu vitamin D như cá hồi và lòng đỏ trứng.

2.8. DINH DƯỠNG VÀ BỆNH LIÊN QUAN ĐẾN HỆ MIỄN DỊCH

Quý vị có biết nhiều loại thực phẩm có thể tăng cường hệ miễn dịch do ảnh hưởng trực tiếp đến việc tạo thành các kháng thể, các tế bào bạch cầu, và chuỗi phản ứng viêm sưng? Tin mừng là chúng ta có thể chọn dinh dưỡng tốt để tối ưu hệ miễn dịch chúng ta. Dinh dưỡng đóng vai trò then chốt trong việc duy trì và cải thiện độ chính xác của hệ thống miễn dịch, giúp cơ thể chống lại các tác nhân gây bệnh như vi khuẩn, virus và ký sinh trùng.

Một chế độ dinh dưỡng đầy đủ và cân đối sẽ cung cấp các dưỡng chất thiết yếu, hỗ trợ chức năng của các tế bào miễn dịch và nâng cao khả năng phòng ngừa bệnh tật. Ngoài ra, dinh dưỡng hợp lý còn góp phần quan trọng trong việc phòng chống nhiễm trùng và thúc đẩy quá trình lành vết thương nhanh chóng, giúp cơ thể phục hồi tốt hơn khi đối mặt với các tình trạng bệnh lý. Chế độ ăn uống chống viêm "anti-inflammatory diet" giúp những bệnh nhân mắc các bệnh tự miễn như lupus ban đỏ hay viêm khớp dạng thấp kiểm soát bệnh tốt hơn.

2.9. TÀI LIỆU THAM KHẢO

American Heart Association (AHA). *Nutrition*. www.heart.org.

American Journal of Clinical Nutrition. *American Journal of Clinical Nutrition*. www.ajcn.nutrition.org.

Bland, J. S. (2004). *Clinical Nutrition: A Functional Approach*. 2nd ed. HealthComm International.

Campbell, T. C., & Campbell, T. M. (2005). *The China Study: The Most Comprehensive Study of Nutrition Ever Conducted and the Startling Implications for Diet, Weight Loss, and Long-term Health*. BenBella Books.

Centers for Disease Control and Prevention (CDC). *Nutrition, Physical Activity, and Obesity*. www.cdc.gov.

Development Initiatives. *Global Nutrition Report*. www.globalnutritionreport.org.

Gropper, S. S., & Smith, J. L. (2017). *Advanced Nutrition and Human Metabolism*. 7th ed. Cengage Learning.

Harvard T.H. Chan School of Public Health. *Nutrition Source*. www.hsph.harvard.edu.

Journal of Nutrition. *Journal of Nutrition*. www.jn.nutrition.org.

Katz, D. L. (2018). *Nutrition in Clinical Practice: A Comprehensive, Evidence-Based Manual for the Practitioner*. 5th ed. Wolters Kluwer.

National Institutes of Health (NIH). *Nutrition*. www.nih.gov.

Nutrition Reviews. *Nutrition Reviews*. www.onlinelibrary.wiley.com.

Price, W. A. (2008). *Nutrition and Physical Degeneration: A Comparison of Primitive and Modern Diets and Their Effects*. 8th ed. Price-Pottenger Nutrition Foundation.

Public Health Nutrition. *Public Health Nutrition*. www.cambridge.org.

The Lancet. *The Lancet Series on Obesity, Undernutrition, and Climate Change*. www.thelancet.com.

U.S. Department of Agriculture (USDA) and U.S. Department of Health and Human Services (HHS). *Dietary Guidelines for Americans*. www.dietaryguidelines.gov.

World Cancer Research Fund International. *Diet, Nutrition, Physical Activity and Cancer: A Global Perspective*. www.wcrf.org.

World Health Organization (WHO). *Nutrition*. www.who.int.

PHẦN 2

Dinh Dưỡng Đại Lượng (Macronutrients) và Dinh Dưỡng Vi Lượng (Micronutrients)

"Hiểu biết về dinh dưỡng có thể giúp quý vị ngăn ngừa rất nhiều bệnh."

- *Dinh dưỡng đại lượng (Macronutrients) là khái niệm chỉ các chất dinh dưỡng mà cơ thể cần với số lượng lớn để cung cấp năng lượng và duy trì chức năng sinh lý. Các chất dinh dưỡng đại lượng chính bao gồm carbohydrate, protein, và chất béo.*

- *Dinh dưỡng vi lượng (Micronutrition) liên quan đến các chất dinh dưỡng mà cơ thể cần với số lượng rất nhỏ nhưng đóng vai trò thiết yếu cho nhiều chức năng sinh lý và hóa học trong cơ thể. Các chất dinh dưỡng vi lượng chủ yếu bao gồm vitamin và khoáng chất.*

Chương 3:
Protein, carbohydrate (tinh bột) và fat (mỡ)

3.1. PROTEIN

Protein là những phân tử lớn, phức tạp được tạo thành từ các axit amin và đóng vai trò then chốt trong việc hình thành cấu trúc cũng như chức năng của tất cả các tế bào trong cơ thể. Quý vị có thể hình dung protein như những "viên gạch" cơ bản để xây dựng nên cơ thể chúng ta. Protein chúng ta lấy phần lớn từ việc ăn thịt cá. Quý vị ăn chay vẫn có thể có đủ protein nếu chọn các món chay như đậu hủ hay củ quả.

Khi chúng ta tiêu thụ protein, cơ thể sẽ chuyển hóa chúng thành năng lượng với tốc độ trung bình, không quá nhanh như tinh bột (carbohydrate) nhưng cũng không quá chậm như chất béo (fat).

Protein đảm nhận nhiều vai trò quan trọng trong cơ thể, bao gồm: xây dựng và sửa chữa các mô, vì protein là thành phần chính cấu tạo nên cơ bắp, da, tóc, móng và các mô khác; thiếu hụt protein có thể dẫn đến tình trạng teo cơ và rụng tóc. Ngoài ra, protein còn tham gia vào quá trình sản xuất enzyme và hormone, vốn rất cần thiết cho các phản ứng sinh hóa trong cơ thể. Đối với hệ miễn dịch, protein cấu thành các kháng thể, giúp cơ thể chống lại sự xâm nhập của vi khuẩn và virus. Bên cạnh đó, protein còn góp phần duy trì sự cân bằng chất lỏng và điện giải, đảm bảo các chức năng sinh lý trong cơ thể diễn ra ổn định.

3.2. CÁC LOẠI PROTEIN

Protein trong thực phẩm được chia thành hai loại: protein hoàn chỉnh và protein không hoàn chỉnh. Protein hoàn chỉnh chứa tất cả các axit amin thiết yếu mà cơ thể chúng ta không thể tự sản xuất, và thường có mặt trong các nguồn thực phẩm như thịt, cá, trứng, sữa và các sản phẩm từ sữa. Ngược lại, protein không hoàn chỉnh thiếu một hoặc nhiều axit amin thiết yếu, và thường được tìm thấy trong các loại đậu, hạt và cây họ đậu.

Để bổ sung đầy đủ protein cho cơ thể, quý vị có thể lựa chọn các nguồn thực phẩm giàu protein đa dạng. Các nguồn protein từ động vật bao gồm thịt gà, thịt bò, cá, trứng, sữa, phô mai và sữa chua. Trong khi đó, các nguồn protein từ thực vật rất phong phú, như đậu hạt, đậu lăng, quinoa, hạt chia, hạt lanh, đậu nành và các sản phẩm từ đậu nành như đậu hũ và tempeh.[1] Việc kết hợp hợp lý giữa các nguồn protein động vật và thực vật sẽ giúp cơ thể nhận được đầy đủ các axit amin cần thiết cho sức khỏe tối ưu.

3.3. CHÚNG TA CẦN BAO NHIÊU PROTEIN HẰNG NGÀY?

Khuyến nghị về lượng protein hằng ngày thay đổi tùy theo trọng lượng cơ thể và mức độ hoạt động của mỗi người. Nhìn chung, người cân nặng cần nhiều protein hơn so với người cân nhẹ.

Đối với người trưởng thành, nhu cầu protein cơ bản vào khoảng 0,8 gram cho mỗi kilogram trọng lượng cơ thể. Ví dụ, một người trưởng thành nặng 100 kg sẽ cần khoảng 80 gram protein mỗi ngày để duy trì chức năng cơ bản của cơ thể.

Đối với vận động viên hoặc những người có mức độ hoạt động thể chất cao, nhu cầu protein có thể cao hơn, dao động từ 1,2 đến 2,0 gram protein cho mỗi kilogram trọng lượng cơ thể. Việc tính toán lượng protein cần thiết được thực hiện dựa trên cân nặng, chiều cao và mức độ vận động của mỗi cá nhân. Tùy vào các yếu tố này, quý vị có thể ước lượng nhu cầu protein hằng ngày nhằm đảm bảo sức khỏe, hỗ trợ tăng cường cơ bắp và phục hồi năng lượng hiệu quả.

[1] Tempeh: một món ăn truyền thống làm từ đậu nành lên men có nguồn gốc từ Indonesia, có cấu trúc dai, vị bùi như hạt dẻ và chứa hàm lượng protein cũng như chất xơ rất cao.

3.4. THIẾU HỤT VÀ THỪA PROTEIN

Việc thiếu hụt hay thừa protein đều có thể gây ra những ảnh hưởng tiêu cực đối với sức khỏe. Nếu cơ thể chúng ta thiếu protein, chúng ta có thể gặp phải các triệu chứng như gầy yếu, mất cơ, suy giảm hệ miễn dịch, rụng tóc và các vấn đề về da. Nguyên nhân thường bắt nguồn từ chế độ dinh dưỡng thiếu hụt protein, các vấn đề về hấp thu dinh dưỡng hoặc do mắc phải một số bệnh lý liên quan. Lưu ý là các triệu chứng bệnh lý do thiếu protein thường từ từ thể hiện chứ không xảy ra một sớm một chiều.

Ngược lại, khi cơ thể hấp thụ quá nhiều protein, đặc biệt từ các nguồn động vật, chúng ta có thể đối mặt với các triệu chứng như tăng cân, gặp vấn đề về chức năng thận và mất cân bằng dinh dưỡng. Do đó, việc duy trì lượng protein phù hợp với nhu cầu cá nhân là rất quan trọng để bảo vệ sức khỏe lâu dài.

3.5. PROTEIN TRONG CÁC CHẾ ĐỘ DINH DƯỠNG

Mỗi chế độ dinh dưỡng có công thức và thành phần protein khác nhau nên việc lựa chọn nguồn protein cũng cần được điều chỉnh phù hợp với từng chế độ ăn uống và nhu cầu cơ thể. Quý vị có thể linh hoạt chỉnh sửa lượng và loại protein để đảm bảo đáp ứng tốt nhất cho sức khỏe của mình. Tôi sẽ giải thích chi tiết hơn về từng chế độ dinh dưỡng trong các chương tiếp theo.

Ví dụ, đối với chế độ dinh dưỡng chay và thuần chay (vegan), chúng ta cần đặc biệt chú ý bổ sung đủ protein từ các nguồn thực vật như đậu, hạt và các sản phẩm từ đậu nành. Trong chế độ dinh dưỡng ketogenic, protein và chất béo sẽ được sử dụng làm nguồn năng lượng chính, trong khi lượng carbohydrate được hạn chế tối đa. Chế độ dinh dưỡng Địa Trung Hải lại ưu tiên protein từ cá, hải sản và thực vật, giúp tăng cường sức khỏe tim mạch.

Bên cạnh đó, quý vị nên chọn lựa thực phẩm tự nhiên, ưu tiên các nguồn protein ít qua chế biến, đồng thời hạn chế tiêu thụ các loại thực phẩm chế biến sẵn như xúc xích, thịt xông khói vì chúng thường chứa nhiều muối và chất bảo quản, gây ảnh hưởng không tốt đến sức khỏe lâu dài.

3.6. CARBOHYDRATE (TINH BỘT)

Tinh bột, còn được gọi là carbohydrate hay viết tắt là carbs, là các hợp chất hữu cơ được cấu tạo từ carbon, hydrogen và oxygen. Đây là nguồn cung cấp năng lượng chính cho cơ thể con người. Não chúng ta dùng năng lượng chính là đường, một dạng tinh bột. Một đặc điểm quan trọng của tinh bột là khả năng chuyển hóa thành năng lượng nhanh hơn so với mỡ hay protein. Chính vì vậy, khi quý vị cảm thấy đói hoặc mệt do tụt đường huyết, chỉ cần ăn một miếng bánh hoặc một miếng táo, cơ thể sẽ nhanh chóng được tiếp thêm năng lượng và cảm giác dễ chịu sẽ trở lại gần như ngay lập tức.

Tinh bột được phân thành nhiều loại khác nhau, trong đó có carbohydrate đơn giản (simple carbohydrate) và carbohydrate phức tạp (complex carbohydrate). Carbohydrate đơn giản bao gồm các loại đường đơn (monosaccharide) như glucose, fructose và các loại đường đôi (disaccharide) như sucrose và lactose. Chúng thường có vị ngọt và dễ dàng tiêu hóa.

Trong khi đó, carbohydrate phức tạp bao gồm các chuỗi đường dài (polysaccharides) như tinh bột và chất xơ, được tìm thấy nhiều trong ngũ cốc nguyên hạt, rau củ và các loại đậu, mang lại nguồn năng lượng ổn định và bền vững hơn cho cơ thể.

3.7. VAI TRÒ CỦA TINH BỘT CARBOHYDRATE

Thỉnh thoảng, quý vị đọc thấy một vài bài báo chỉ ra những nguy hại của ăn tinh bột carbohydrate, chẳng hạn như làm tăng nguy cơ mắc bệnh tiểu đường, nhưng lại quên mất rằng nhiều cơ quan quan trọng nhất trong cơ thể chúng ta cần carbohydrate làm nguồn năng lượng chính để hoạt động. Điều cốt lõi là quý vị cần duy trì một chế độ ăn uống cân bằng, với lượng carbohydrate dung nạp vừa phải và hợp lý.

Carbohydrate sau khi tiêu hóa sẽ được chuyển hóa thành glucose, cung cấp năng lượng cho các hoạt động của cơ thể, đặc biệt là não bộ và hệ thần kinh, là những cơ quan sẽ được ưu tiên sử dụng glucose khi cơ thể thiếu năng lượng. Ngoài ra, lượng glucose dư thừa sẽ được chuyển hóa thành glycogen và dự trữ trong gan và cơ bắp, giúp cung cấp năng lượng dự phòng khi cần thiết.

Bên cạnh đó, chất xơ, một thành phần của carbohydrate phức tạp, đóng vai trò hỗ trợ chức năng tiêu hóa khỏe mạnh, ngăn ngừa táo bón và giúp duy trì sự cân bằng của hệ vi khuẩn đường ruột. Carbohydrate phức tạp cũng giúp điều hòa đường huyết, duy trì mức đường trong máu ổn định hơn so với carbohydrate đơn giản, từ đó hỗ trợ sức khỏe chuyển hóa lâu dài.

3.8. CHỌN CARBOHYDRATE TỐT VÀ HẠN CHẾ CARBOHYDRATE XẤU

Carbohydrate tốt là những loại tinh bột phức tạp, loại mà cơ thể chúng ta cần thời gian để tiêu hóa, giúp lượng đường huyết trong máu tăng từ từ và nhờ đó giảm nguy cơ mắc bệnh tiểu đường. Các nguồn carbohydrate tốt bao gồm: ngũ cốc nguyên hạt như gạo lứt, yến mạch, lúa mạch và quinoa, vốn giàu chất xơ, vitamin và khoáng chất; rau củ như khoai tây, khoai lang, cà rốt và bí đỏ, cung cấp năng lượng cùng nhiều dưỡng chất thiết yếu; trái cây như táo, cam, dâu tây và chuối, giàu vitamin, khoáng chất và chất chống oxy hóa; cùng với các loại đậu và hạt như đậu đen, đậu xanh, hạt chia và hạt lanh, là nguồn protein, chất xơ và axit béo thiết yếu quan trọng cho sức khỏe.

Carbohydrate xấu thường là loại carbohydrate đơn giản, có thể tăng lượng đường trong máu quý vị nhanh ngay sau khi ăn. Thường các loại này từ các đồ ăn có chỉ số GI/GL cao. Các loại đường tinh luyện như đường trắng, đường nâu và siro bắp cung cấp năng lượng nhanh nhưng lại thiếu dưỡng chất, dễ dẫn đến tăng cân và tăng nhanh lượng đường trong máu, làm gia tăng nguy cơ tiểu đường. Thực phẩm chế biến sẵn như bánh kẹo, đồ uống có đường, bánh mì trắng và mì ống trắng cũng thường chứa nhiều đường và ít chất xơ. Các loại đồ ăn nhanh như khoai tây chiên, bánh mì kẹp và pizza từ bột mì trắng thường chứa lượng lớn carbohydrate đơn giản, chất béo không lành mạnh và rất ít giá trị dinh dưỡng.

Mặc dù tinh bột hay carbohydrate là dưỡng chất thiết yếu mà cơ thể chúng ta cần, quý vị nên lưu ý cân bằng lượng carbohydrate tiêu thụ hằng ngày. Một chế độ dinh dưỡng hợp lý cần ưu tiên các loại carbohydrate phức tạp (tinh bột tốt) và hạn chế carbohydrate đơn giản (tinh bột xấu). Việc kiểm soát lượng carbohydrate trong khẩu phần ăn có thể giúp làm giảm nguy cơ mắc bệnh tiểu đường và hỗ trợ kiểm soát đường huyết hiệu quả.

Quý vị nên lựa chọn thực phẩm tự nhiên và ít qua chế biến, ưu tiên những thực phẩm nguyên chất giàu chất xơ và dưỡng chất. Carbohydrate phức tạp, như ngũ cốc nguyên hạt và rau củ, sẽ tiêu hóa chậm hơn so với đường đơn giản, giúp duy trì mức đường huyết ổn định. Đồng thời, nên hạn chế tiêu thụ các loại đồ ngọt vì chúng chủ yếu chứa đường đơn giản có chỉ số glycemic (GI) cao, dễ làm đường huyết tăng vọt. Bên cạnh đó, việc kiểm soát khẩu phần ăn là rất quan trọng để tránh tình trạng dư thừa calo, từ đó phòng ngừa tăng cân và các bệnh lý chuyển hóa khác.

3.9. PHỤ LỤC CHỈ SỐ GI CỦA CÁC LOẠI TINH BỘT (KÈM THEO TRÁI CÂY SO SÁNH)

Dưới đây là bảng chỉ số GI của các loại carbohydrate thông dụng trong chế độ dinh dưỡng hằng ngày. Chỉ số GI cho biết mức độ tăng đường huyết sau khi tiêu thụ một lượng thực phẩm chứa carbohydrate cố định.

Loại thực phẩm	Chỉ số GI	Phạm vi GI (theo từng loại)	Nguồn trích dẫn
Bánh mì trắng (White bread)	70-80	Cao	Harvard Health
Bánh mì nguyên cám (Whole wheat bread)	50-60	Trung bình	Harvard Health
Gạo trắng (White rice)	72-89	Cao	Harvard Health
Gạo lứt (Brown rice)	50-55	Trung bình	Harvard Health
Khoai tây nấu chín (Boiled potato)	78-85	Cao	American Journal of Clinical Nutrition
Khoai lang (Sweet potato)	44-61	Trung bình	Harvard Health
Ngô (Corn)	52-60	Trung bình	Harvard Health
Đậu đỗ (Lentils)	29-32	Thấp	Harvard Health
Sữa nguyên kem (Whole milk)	31	Thấp	Harvard Health
Sữa tách béo (Skimmed milk)	32	Thấp	Harvard Health
Táo (Apple)	36	Thấp	Harvard Health
Cam (Orange)	43	Thấp	Harvard Health
Chuối (Banana)	51	Trung bình	Harvard Health
Dứa (Pineapple)	59	Trung bình	Harvard Health
Nho (Grapes)	49	Thấp	Harvard Health
Dưa hấu (Watermelon)	72	Cao	Harvard Health

Loại thực phẩm	Chỉ số GI	Phạm vi GI (theo từng loại)	Nguồn trích dẫn
Chocolate sữa (Milk chocolate)	42	Thấp	Harvard Health
Kem (Ice cream)	57	Trung bình	Harvard Health
Bột yến mạch (Oatmeal)	55	Trung bình	Harvard Health
Mỳ Ý (Spaghetti)	49	Thấp	Harvard Health

3.10. CHẤT BÉO

Chất béo (mỡ) là một nhóm các hợp chất hữu cơ gồm carbon, hydrogen và oxygen. Đây là một trong ba nhóm chất dinh dưỡng chính cung cấp năng lượng cho cơ thể chúng ta, bên cạnh carbohydrate và protein. Trong quá trình chuyển hóa, chất béo được tiêu hóa chậm hơn so với carbohydrate và protein, nhưng lại cung cấp năng lượng cao nhất, với khoảng 9 calorie cho mỗi gam chất béo — gần gấp đôi so với carbohydrate và protein.

Chất béo được phân thành nhiều loại khác nhau. Chất béo bão hòa (saturated fat) thường ở trạng thái rắn ở nhiệt độ phòng và chủ yếu có nguồn gốc từ động vật, xuất hiện nhiều trong thịt đỏ, bơ, phô mai và dầu dừa. Chất béo không bão hòa đơn (monounsaturated fat) thì thường ở dạng lỏng ở nhiệt độ phòng, có mặt trong dầu ô liu, dầu hạt cải và các loại hạt. Chất béo không bão hòa đa (polyunsaturated fats), bao gồm omega-3 và omega-6, được tìm thấy trong dầu cá, dầu hạt lanh, hạt chia và dầu hướng dương, có vai trò quan trọng trong việc hỗ trợ sức khỏe tim mạch và chức năng não bộ. Ngoài ra, còn có chất béo chuyển hóa (trans fat), được tạo ra thông qua quá trình hydro hóa dầu thực vật, thường có trong thực phẩm chế biến sẵn như bánh quy, bánh nướng và đồ ăn nhanh, và cần được hạn chế tối đa vì có thể có hại cho sức khỏe chúng ta.

3.11. VAI TRÒ CỦA CHẤT BÉO TRONG CƠ THỂ

Chất béo đóng nhiều vai trò quan trọng trong cơ thể chúng ta. Đây là một dưỡng chất thiết yếu mà cơ thể cần để hoạt động bình thường. Tuy nhiên, việc chúng ta tiêu thụ quá nhiều chất béo có thể dẫn đến tình trạng béo phì và các vấn đề sức khỏe khác.

Trước hết, chất béo cung cấp năng lượng dồi dào, với khoảng 9 calo cho mỗi gam — cao hơn nhiều so với carbohydrate và protein. Ngoài ra, chất béo còn hỗ trợ cơ thể hấp thụ các vitamin tan trong dầu như vitamin A, D, E và K, những vitamin cần thiết cho nhiều chức năng sinh lý. Chất béo cũng đóng vai trò trong việc xây dựng cấu trúc tế bào, vì chúng là thành phần chính của màng tế bào, giúp duy trì cấu trúc và chức năng của tế bào. Chất béo đóng vai trò quan trọng trong việc bảo vệ việc truyền tín hiệu tế bào thần kinh. Bên cạnh đó, chất béo bao bọc và bảo vệ các cơ quan nội tạng, giảm nguy cơ tổn thương do va chạm. Lượng chất béo dự trữ trong mô mỡ còn đóng vai trò như một nguồn năng lượng dự phòng, cung cấp năng lượng cho cơ thể khi cần thiết. Cuối cùng, chất béo còn giúp điều chỉnh nhiệt độ cơ thể, giữ ấm và duy trì sự ổn định nhiệt độ trong môi trường thay đổi.

3.12. CHẤT BÉO TỐT VÀ CHẤT BÉO CẦN TRÁNH

Việc lựa chọn nguồn chất béo phù hợp đóng vai trò rất quan trọng đối với sức khỏe tổng quát của quý vị. Chúng ta có thể chọn loại chất béo để cơ thể có sức khỏe tốt. Các nguồn chất béo tốt nên được ưu tiên trong chế độ ăn uống hằng ngày của quý vị bao gồm: chất béo không bão hòa đơn, có nhiều trong dầu ô liu, dầu hạt cải, hạnh nhân, quả bơ, hạt điều và hạt dẻ; chất béo không bão hòa đa, được tìm thấy trong các loại cá béo như cá hồi, cá thu, cùng với hạt chia, hạt lanh, hạt hướng dương, dầu hướng dương và dầu đậu nành. Đặc biệt, các axit béo Omega-3 và Omega-6 có trong cá hồi, cá thu, hạt chia, hạt lanh, dầu cá và dầu hạt cải rất có lợi cho sức khỏe tim mạch và chức năng não bộ.

Ngược lại, quý vị nên hạn chế tiêu thụ các loại chất béo không lành mạnh. Cụ thể, chất béo bão hòa, có nhiều trong thịt đỏ, thịt mỡ, bơ, phô mai và dầu dừa, nếu tiêu thụ quá mức có thể làm tăng nguy cơ mắc các bệnh tim mạch. Bên cạnh đó, chất béo chuyển hóa, thường có mặt trong thực phẩm chiên rán, bánh quy, bánh nướng, margarine và các loại đồ ăn nhanh, cũng cần được giảm thiểu tối đa trong chế độ ăn để bảo vệ sức khỏe lâu dài.

3.13. KHUYẾN NGHỊ DINH DƯỠNG VÀ THÓI QUEN ĂN UỐNG CHẤT BÉO LÀNH MẠNH

Để duy trì sức khỏe lâu dài, quý vị nên chú trọng cân bằng lượng chất béo tiêu thụ hằng ngày, đảm bảo chế độ dinh dưỡng bao gồm các loại chất béo tốt và hạn chế tối đa chất béo xấu. Việc đọc kỹ nhãn dinh dưỡng và tập thói quen phân loại chất béo trước khi chế biến thực phẩm sẽ giúp quý vị phòng tránh hiệu quả các bệnh lý nguy hiểm như rối loạn chuyển hóa lipid hay tăng mỡ máu. Đồng thời, quý vị hãy ưu tiên lựa chọn lấy chất béo từ thực phẩm tự nhiên, chưa qua chế biến, đặc biệt là những thực phẩm giàu chất béo không bão hòa, và hạn chế sử dụng các sản phẩm chế biến sẵn.

Bên cạnh đó, việc kiểm soát khẩu phần ăn cũng rất quan trọng để ngăn ngừa tình trạng thừa calo và tăng cân không mong muốn. Một nguyên tắc đơn giản nhưng hiệu quả là tích cực thay thế chất béo bão hòa và chất béo chuyển hóa bằng các loại chất béo không bão hòa đơn và không bão hòa đa, nhằm hỗ trợ sức khỏe tim mạch và chuyển hóa một cách bền vững. Quý vị có thể thấy điểm mấu chốt là ăn uống cân bằng, lựa chọn chất béo và dùng khẩu phần vừa phải.

3.14. TÀI LIỆU THAM KHẢO

American Heart Association. (2017). Dietary Fats and Cardiovascular Disease: A Presidential Advisory From the American Heart Association. *Circulation, 136*(3), e1-e23. https://doi.org/10.1161/CIR.0000000000000510

Astrup, A., et al. (2020). Dietary Fats and Health: Dietary Recommendations in the Context of Scientific Evidence. *Advances in Nutrition, 11*(1), 82-93. https://doi.org/10.1093/advances/nmz084

Centers for Disease Control and Prevention (CDC). https://www.cdc.gov

Harvard T.H. Chan School of Public Health. (2016). Types of Dietary Fat and Risk of Coronary Heart Disease: A Critical Review. *Journal of the American College of Nutrition, 35*(7), 589-600. https://doi.org/10.1080/07315724.2016.1204359

Hyman, M. (2016). *Eat Fat, Get Thin: Why the Fat We Eat Is the Key to Sustained Weight Loss and Vibrant Health*. Little, Brown and Company.

Taubes, G. (2007). *Good Calories, Bad Calories: Fats, Carbs, and the Controversial Science of Diet and Health*. Alfred A. Knopf.

Teicholz, N. (2014). *The Big Fat Surprise: Why Butter, Meat and Cheese Belong in a Healthy Diet*. Simon & Schuster.

United States Department of Agriculture (USDA). https://choosemyplate.gov

World Health Organization (WHO). https://www.who.int

Chương 4: Vitamin

4.1. TỔNG QUAN VỀ VITAMIN

Vitamin là các hợp chất hữu cơ cần thiết cho sự sống, đóng vai trò quan trọng trong nhiều quá trình sinh học trong cơ thể. Có 2 nhóm Vitamin chính, nhóm tan trong nước (vitamin C và B) và nhóm tan trong dầu (Vitamin A, D, E, và K).

Chúng ta cần có đầy đủ Vitamin để có một cơ thể khỏe mạnh. Vitamin giúp cơ thể chúng ta chống nhiễm trùng, chiến đấu với virus hay vi khuẩn, giúp lành vết thương, hay giúp xây xương chắc và vững. Cơ thể chúng ta không thể tự tổng hợp vitamin nên một chế độ dinh dưỡng cân bằng có đầy đủ rau củ quả thịt là chìa khóa để chúng ta có vitamin đầy đủ.

Quý vị không nên tự ý uống vitamin (thực phẩm chức năng) vì quá nhiều vitamin cũng có thể dẫn đến ngộ độc hay các bệnh khác về thận. Tôi có nói nhiều lần là chúng ta nên xem dùng Vitamin cũng dùng như thuốc, quý vị dùng quá nhiều hay qúa liều cũng có thể thành thuốc độc.

4.2. MỘT SỐ LOẠI VITAMIN

4.2.1. Vitamin A

Vitamin A là một loại vitamin hòa tan trong dầu, đóng vai trò quan trọng trong nhiều chức năng thiết yếu của cơ thể. Tuy nhiên, quý vị cần lưu ý rằng việc tự bổ sung quá nhiều vitamin A (dùng thực phẩm chức năng bừa bãi) có thể gây ngộ độc cho cơ thể, ảnh hưởng nghiêm trọng đến sức khỏe.

Trước hết, vitamin A rất cần thiết cho thị lực chúng ta, đặc biệt trong việc duy trì khả năng nhìn vào ban đêm. Ngoài ra, vitamin A hỗ trợ chức năng của hệ miễn dịch, giúp cơ thể tăng cường khả năng chống lại các bệnh nhiễm trùng. Vitamin này cũng tham gia vào quá trình tăng trưởng và phát triển tế bào, bao gồm tế bào da, tóc và xương. Đối với sức khỏe sinh sản, vitamin A đóng vai trò hỗ trợ chức năng sinh sản ở cả nam và nữ. Bên cạnh đó, vitamin A còn là một chất chống oxy hóa mạnh, giúp bảo vệ tế bào khỏi tổn thương do gốc tự do.

Nguồn thực phẩm giàu vitamin A có thể kể đến các thực phẩm có nguồn gốc động vật như gan, dầu gan cá, sữa, bơ, phô mai và trứng. Tuy nhiên, quý vị cần lưu ý rằng hàm lượng vitamin A trong các thực phẩm này có thể giảm đi khi chế biến hoặc nấu nướng nhiều lần. Các nguồn thực vật cũng rất phong phú, bao gồm rau lá xanh đậm như rau bina, cải xoăn, cùng với cà rốt, khoai lang, bí đỏ, xoài và đu đủ.

Thiếu hụt vitamin A có thể gây ra nhiều vấn đề sức khỏe nghiêm trọng. Các triệu chứng thường gặp bao gồm thị lực kém, đặc biệt là khả năng nhìn kém trong điều kiện ánh sáng yếu (mù đêm), khô mắt dẫn đến viêm giác mạc và nguy cơ mù lòa, suy giảm miễn dịch, da và tóc khô, dễ gãy rụng, cũng như chậm phát triển ở trẻ em.

Ngược lại, quý vị tiêu thụ vitamin A quá mức cũng tiềm ẩn nhiều nguy hiểm. Ngộ độc cấp tính có thể gây buồn nôn, nôn, đau đầu, chóng mặt và mờ mắt. Ngộ độc mãn tính dẫn đến da khô, bong tróc, đau xương và khớp, chán ăn, giảm cân, tổn thương gan và tăng nguy cơ gãy xương. Đặc biệt, ở trẻ em, ngộ độc vitamin A có thể gây tăng áp lực nội sọ, sưng não và tổn thương não.

Theo khuyến nghị của Viện Y tế Quốc gia Mỹ (NIH), nhu cầu vitamin A hằng ngày như sau: nam giới trưởng thành cần 900 mcg RAE/ngày, nữ giới cần 700 mcg RAE/ngày. Phụ nữ mang thai cần 770 mcg RAE/ngày, trong khi phụ nữ cho con bú cần 1.300 mcg RAE/ngày. Trẻ em tùy độ tuổi cần từ 300 đến 600 mcg RAE/ngày. (RAE là đơn vị tương đương hoạt động retinol).

Một số quý vị nên đặc biệt thận trọng khi bổ sung vitamin A. Những người đã có mức vitamin A bình thường không nên bổ sung thêm để tránh nguy cơ dư thừa. Người mắc bệnh gan nên hạn chế vitamin A vì nó có thể tích lũy và gây thêm tổn thương gan. Phụ nữ mang thai cần đặc biệt lưu ý vì liều cao vitamin A có thể gây dị tật bẩm sinh cho thai nhi, do đó chỉ nên dùng theo hướng dẫn của bác sĩ. Ngoài ra, những người đang sử dụng thuốc điều trị mụn trứng cá có chứa dẫn xuất vitamin A (như isotretinoin) cần tránh bổ sung thêm vitamin A để không gây quá liều.

4.2.2. Vitamin B

Vitamin B là một nhóm các vitamin thiết yếu bao gồm B1, B2, B3, B5, B6, B7, B9 và B12. Các vitamin này đóng vai trò quan trọng trong quá trình chuyển hóa năng lượng, hỗ trợ chức năng thần kinh và tham gia vào nhiều quá trình sinh học khác. Một số loại vitamin B, đặc biệt là B12, chủ yếu có trong thực phẩm nguồn động vật, do đó những quý vị nào ăn chay trường có nguy cơ thiếu hụt và đôi khi cần bổ sung. Các bệnh về đường ruột, bao tử, hoặc việc sử dụng lâu dài các loại thuốc ức chế bơm proton (như omeprazole) cũng có thể làm giảm hấp thu vitamin B, dẫn đến thiếu hụt.

Thông thường, một chế độ ăn uống cân bằng sẽ cung cấp đủ lượng vitamin B cho cơ thể. Tuy nhiên, trong một số trường hợp đặc biệt, bác sĩ có thể chỉ định xét nghiệm để đánh giá tình trạng thiếu hụt vitamin B và hướng dẫn bổ sung thích hợp.

Vitamin B1 (Thiamine) đóng vai trò chuyển hóa carbohydrate thành năng lượng và hỗ trợ chức năng thần kinh. Nguồn thực phẩm giàu B1 bao gồm ngũ cốc nguyên hạt, thịt lợn, đậu, hạt và mầm lúa mì. Thiếu hụt B1 có thể gây bệnh Beriberi với triệu chứng mệt mỏi, yếu cơ và tổn thương thần kinh. Dư thừa B1 rất hiếm gặp. Liều lượng khuyến nghị cho người lớn là 1.2 mg/ngày đối với nam và 1.1 mg/ngày đối với nữ.

Vitamin B2 (Riboflavin) tham gia vào quá trình chuyển hóa năng lượng và bảo vệ tế bào nhờ vai trò chống oxy hóa. Các nguồn thực phẩm giàu B2 gồm sữa, trứng, rau xanh và ngũ cốc nguyên hạt. Thiếu hụt B2 có thể gây viêm lưỡi, nứt môi và viêm da. Dư thừa B2 rất hiếm gặp. Nhu cầu hằng ngày là 1.3 mg/ngày đối với nam và 1.1 mg/ngày đối với nữ.

Vitamin B3 (Niacin) hỗ trợ chuyển hóa năng lượng và duy trì làn da khỏe mạnh. Nguồn thực phẩm giàu B3 là thịt, cá, ngũ cốc nguyên hạt và các loại hạt. Thiếu B3 có thể dẫn đến bệnh Pellagra với các triệu chứng viêm da, tiêu chảy và lú lẫn. Dư thừa B3 ở liều cao có thể gây đỏ da, ngứa và tổn thương gan. Nhu cầu hằng ngày là 16 mg/ngày cho nam và 14 mg/ngày cho nữ.

Vitamin B5 (Pantothenic Acid) tham gia vào chuyển hóa carbohydrate, protein và chất béo. Các nguồn thực phẩm phong phú B5 là ngũ cốc, trứng, thịt, đậu và sữa. Thiếu hụt B5 rất hiếm, nhưng nếu có thể gây mệt mỏi và rối loạn tiêu hóa. Nhu cầu khuyến nghị cho người lớn là 5 mg/ngày.

Vitamin B6 (Pyridoxine) đóng vai trò quan trọng trong chuyển hóa amino acid và chức năng não bộ. Thực phẩm giàu B6 gồm thịt, cá, khoai tây, chuối và đậu. Thiếu hụt B6 có thể gây viêm da, trầm cảm, co giật và thiếu máu. Ở liều rất cao, B6 có thể gây tổn thương thần kinh. Nhu cầu B6 hằng ngày dao động từ 1.3-2.0 mg tùy theo độ tuổi và giới tính.

Vitamin B7 (Biotin) hỗ trợ chuyển hóa chất béo và carbohydrate, đồng thời quan trọng cho sức khỏe da, tóc và móng. Nguồn thực phẩm chứa nhiều B7 là trứng, hạt, cá, thịt và rau xanh. Thiếu hụt B7 rất hiếm, nhưng có thể gây viêm da, rụng tóc và trầm cảm. Nhu cầu khuyến nghị là 30 mcg/ngày.

Vitamin B9 (Folate/Folic Acid) tham gia vào quá trình tổng hợp DNA và sản xuất tế bào máu, đồng thời đóng vai trò quan trọng trong phát triển thần kinh. Nguồn thực phẩm giàu B9 gồm rau lá xanh, đậu, trái cây và ngũ cốc bổ sung. Thiếu B9 có thể gây thiếu máu hồng cầu lớn và suy giảm miễn dịch. Tuy nhiên, bổ sung quá nhiều folate có thể che giấu tình trạng thiếu B12. Nhu cầu hằng ngày là 400 mcg DFE/ngày.

Vitamin B12 (Cobalamin) cần thiết cho chức năng thần kinh và sản xuất tế bào máu, đặc biệt là sự hình thành tế bào hồng cầu. Nguồn thực phẩm giàu B12 gồm thịt, cá, trứng và sữa. Thiếu B12 có thể dẫn đến thiếu máu hồng cầu lớn và các triệu chứng tổn thương thần kinh như tê bì, yếu cơ. Hiện chưa có bằng chứng về tác dụng phụ nghiêm trọng do dư thừa B12. Nhu cầu B12 cho người lớn là 2.4 mcg/ngày. Quý vị có thể hỏi bác sĩ của mình kiểm tra nồng độ vitamin B12 trong máu bằng xét nghiệm.

Tóm lại, các vitamin nhóm B có vai trò không thể thiếu đối với nhiều chức năng sinh học quan trọng. Một chế độ dinh dưỡng đa dạng, giàu thực phẩm tự nhiên sẽ giúp cung cấp đầy đủ các loại vitamin B cần thiết cho cơ thể. Việc bổ sung vitamin B nên được thực hiện có chỉ định của bác sĩ, đặc biệt đối với những người có bệnh mạn tính về đường ruột hoặc đang sử dụng thuốc làm giảm hấp thu vitamin.

4.2.3. Vitamin C (Ascorbic Acid)

Vitamin C, còn gọi là axit ascorbic, là một vitamin tan trong nước, giữ nhiều vai trò quan trọng đối với cơ thể. Trong những năm 1970, vitamin C từng gây nhiều tranh cãi khi được cho rằng có khả năng chữa trị ung thư. Tuy nhiên, các nghiên cứu sau này đã khẳng định rằng vitamin C không có khả năng chữa ung thư, dù nó vẫn đóng vai trò thiết yếu trong nhiều chức năng sinh học.

Vitamin C hoạt động như một chất chống oxy hóa mạnh mẽ, giúp bảo vệ tế bào khỏi tổn thương do gốc tự do. Ngoài ra, nó cần thiết cho quá trình tổng hợp collagen, loại protein quan trọng để duy trì sự khỏe mạnh của da, mạch máu, sụn, xương và răng. Vitamin C còn giúp tăng cường hấp thụ sắt không heme từ thực phẩm có nguồn gốc thực vật, hỗ trợ hệ miễn dịch và thúc đẩy khả năng chống lại nhiễm trùng, cũng như tham gia vào quá trình chữa lành vết thương và phục hồi các mô và tế bào tổn thương.

Nguồn thực phẩm giàu vitamin C bao gồm các loại trái cây tươi nhiều màu tươi sáng như cam, chanh, bưởi, dâu tây, kiwi, xoài, đu đủ và các loại rau củ như ớt chuông đỏ và xanh, bông cải xanh, cải bó xôi, cải xoăn, cà chua và khoai tây. Đặc biệt, trái cây họ cam quýt như quýt và bưởi cũng là những nguồn vitamin C dồi dào.

Thiếu hụt vitamin C có thể dẫn đến bệnh scorbut (scurvy), với các triệu chứng điển hình như mệt mỏi kéo dài, viêm và chảy máu nướu, chậm lành vết thương, đau và sưng khớp, da khô nứt nẻ và chảy máu dưới da. Ngược lại, mặc dù ngộ độc vitamin C là hiếm gặp, tiêu thụ liều cao trên 2.000 mg/ngày có thể gây ra các vấn đề như rối loạn tiêu hóa (buồn nôn, tiêu chảy, đau bụng), nguy cơ hình thành sỏi thận do tăng oxalate niệu và, trong trường hợp nặng, có thể dẫn đến tăng oxalate máu và suy thận. Gần đây, có thêm nhiều ca nhập viện do uống vitamin C (thực phẩm chức năng) bừa bãi.

Theo khuyến nghị của Viện Y tế Quốc gia Mỹ (NIH), nhu cầu vitamin C hằng ngày là 90 mg/ngày đối với nam giới và 75 mg/ngày đối với nữ giới. Phụ nữ mang thai cần 85 mg/ngày, trong khi phụ nữ cho con bú cần 120 mg/ngày. Người hút thuốc nên tăng thêm 35 mg/ngày để bù đắp cho nhu cầu chống oxy hóa cao hơn. Trẻ em, tùy theo độ tuổi, cần từ 15-75 mg/ngày. Mức vitamin C bình thường trong máu dao động từ 23-114 micromoles per liter (µmol/L).

Một số quý vị cần thận trọng khi bổ sung nhiều vitamin C, bao gồm những người có tiền sử sỏi thận, do nguy cơ hình thành sỏi tăng lên khi tiêu thụ liều cao, người bị thiếu hụt G6PD (glucose-6-phosphate dehydrogenase) vì có nguy cơ tán huyết khi dùng vitamin C liều cao, và những người đang dùng thuốc chống đông máu, do vitamin C có thể ảnh hưởng đến hiệu quả của các loại thuốc này.

4.2.4. Vitamin D

Vitamin D là một loại vitamin tan trong dầu, đóng vai trò rất quan trọng đối với hệ miễn dịch, sức khỏe xương khớp và chức năng thần kinh cơ bắp. Đặc biệt, người châu Á chúng ta thường có nguy cơ thiếu hụt vitamin D cao hơn do ít tiếp xúc với ánh nắng mặt trời và chế độ dinh dưỡng thường thiếu các thực phẩm giàu vitamin D. Vì vậy, quý vị nên hỏi bác sĩ kiểm tra mức độ vitamin D của mình trong các lần xét nghiệm định kỳ hằng năm.

Vitamin D có nhiều vai trò thiết yếu trong cơ thể. Trước hết, nó giúp cơ thể hấp thụ và sử dụng hiệu quả canxi và phospho, những khoáng chất cần thiết cho sự phát triển và duy trì xương, răng chắc khỏe. Bên cạnh đó, vitamin D hỗ trợ chức năng của hệ miễn dịch, giúp cơ thể chống lại nhiễm trùng và các bệnh tự miễn. Vitamin D cũng có vai trò trong việc duy trì sức mạnh và chức năng của cơ bắp, đồng thời hỗ trợ chức năng hệ thần kinh, góp phần làm giảm nguy cơ mắc các bệnh lý thần kinh.

Nguồn vitamin D tự nhiên chủ yếu đến từ ánh nắng mặt trời. Khi da tiếp xúc với ánh sáng mặt trời, cơ thể sẽ tự sản xuất vitamin D. Tuy nhiên, quý vị nên thoa kem chống nắng để bảo vệ da khỏi tác hại của tia UV khi ra nắng. Ngoài ra, vitamin D còn có trong các loại thực phẩm như cá béo (cá hồi, cá thu, cá trích, cá mòi), dầu gan cá (như dầu gan cá tuyết), sữa và các sản phẩm từ sữa (sữa bò, sữa chua, phô mai), ngũ cốc ăn sáng tăng cường vitamin D và một số loại nấm được tiếp xúc với ánh sáng mặt trời hoặc tia UV.

Thiếu hụt vitamin D lâu dài có thể dẫn đến nhiều vấn đề sức khỏe nghiêm trọng, bao gồm: còi xương ở trẻ em (gây biến dạng xương và phát triển kém), loãng xương ở người lớn (khiến xương yếu và dễ gãy), đau cơ và yếu cơ, suy giảm miễn dịch (tăng nguy cơ nhiễm trùng) và rối loạn tâm thần (tăng nguy cơ trầm cảm và các rối loạn cảm xúc khác).

Ngược lại, việc bổ sung vitamin D quá mức trong thời gian dài có thể gây ngộ độc với các triệu chứng như tăng canxi huyết (gây buồn nôn, nôn, chán ăn, khát nước, tiểu nhiều, yếu cơ và lú lẫn), tăng nguy cơ hình thành sỏi thận và tổn thương thận dẫn đến suy thận nếu tình trạng kéo dài.

Theo khuyến nghị của Viện Y tế Quốc gia Mỹ (NIH), nhu cầu vitamin D hằng ngày như sau: người lớn cần 600-800 IU/ngày (15-20 mcg/ngày), người cao tuổi trên 70 tuổi cần 800 IU/ngày (20 mcg/ngày), phụ nữ mang thai và cho con bú cần 600 IU/ngày (15 mcg/ngày), và trẻ em tùy theo độ tuổi cần từ 400-600 IU/ngày (10-15 mcg/ngày). Mức độ vitamin D bình thường được đo bằng nồng độ 25-hydroxy vitamin D trong máu, dao động từ 20-40 ng/mL. Mức dưới 20 ng/mL được xem là thiếu vitamin D.

Một số đối tượng cần đặc biệt thận trọng khi bổ sung vitamin D, bao gồm: những người đã có mức vitamin D bình thường (vì bổ sung không cần thiết có thể dẫn đến dư thừa và ngộ độc), người mắc bệnh tăng canxi huyết, người mắc bệnh thận và những người đang sử dụng thuốc có thể tương tác với vitamin D như thuốc lợi tiểu thiazide, thuốc chống co giật và thuốc giảm cholesterol.

4.2.5. Vitamin E

Vitamin E là một loại vitamin tan trong dầu, đóng vai trò thiết yếu trong nhiều quá trình sinh học quan trọng của cơ thể. Trước hết, vitamin E hoạt động như một chất chống oxy hóa mạnh mẽ, giúp bảo vệ tế bào khỏi tổn thương do gốc tự do, từ đó hỗ trợ làm chậm quá trình lão hóa và giảm nguy cơ mắc các bệnh mạn tính. Ngoài ra, vitamin E còn tăng cường chức năng miễn dịch, hỗ trợ cơ thể chống lại nhiễm trùng. Đối với sức khỏe da, vitamin E giúp bảo vệ da khỏi tác hại của tia UV và thúc đẩy quá trình lành vết thương. Đồng thời, vitamin E cũng đóng vai trò trong việc hỗ trợ sức khỏe tim mạch bằng cách ngăn chặn sự oxy hóa của cholesterol LDL - yếu tố quan trọng làm giảm nguy cơ xơ vữa động mạch.

Nguồn thực phẩm giàu vitamin E rất đa dạng, bao gồm các loại dầu thực vật như dầu mầm lúa mì, dầu hướng dương, dầu hạnh nhân và dầu cây cải. Các loại hạt và hạt giống như hạnh nhân, hạt hướng dương và hạt phỉ cũng chứa hàm lượng vitamin E cao. Bên cạnh đó, rau xanh như rau bina, cải xoăn và bông cải xanh, các loại trái cây như kiwi, xoài, bơ, cùng với ngũ cốc nguyên hạt như lúa mì, yến mạch, quinoa và cá béo như cá hồi, cá thu cũng là nguồn cung cấp vitamin E dồi dào.

Thiếu hụt vitamin E là tình trạng hiếm gặp nhưng vẫn có thể xảy ra, đặc biệt ở những người có rối loạn hấp thu chất béo. Các triệu chứng thiếu hụt bao gồm rối loạn thần kinh (mất cảm giác ở tay và chân, mất thăng bằng, kém phối hợp vận động), yếu cơ do tổn thương cơ, tổn thương võng mạc gây các vấn đề về thị lực và suy giảm miễn dịch làm tăng nguy cơ nhiễm trùng.

Ngộ độc vitamin E cũng hiếm gặp nhưng có thể xảy ra khi tiêu thụ liều cao trong thời gian dài. Các triệu chứng bao gồm rối loạn tiêu hóa như buồn nôn, tiêu chảy, đau bụng, tăng nguy cơ chảy máu, đặc biệt ở những người đang dùng thuốc chống đông máu, và cảm giác mệt mỏi, yếu cơ.

Theo khuyến nghị của Viện Y tế Quốc gia Mỹ (NIH), nhu cầu vitamin E mỗi ngày như sau: người lớn cần 15 mg (22.4 IU)/ngày, phụ nữ mang thai cần 15 mg (22.4 IU)/ngày, phụ nữ cho con bú cần 19 mg (28.4 IU)/ngày, và trẻ em tùy độ tuổi cần từ 6-7 mg (9-10.4 IU)/ngày. Mức độ vitamin E bình thường trong máu dao động từ 5.5-17 mg/L.

Một số quý vị cần thận trọng khi bổ sung vitamin E, bao gồm: người đang sử dụng thuốc chống đông máu do nguy cơ tăng chảy máu, người có rối loạn chảy máu bẩm sinh, người chuẩn bị phẫu thuật (nên ngưng dùng vitamin E trước phẫu thuật theo hướng dẫn bác sĩ) và người có tiền sử bệnh tim mạch, vì một số nghiên cứu cho thấy việc bổ sung vitamin E liều cao có thể không mang lại lợi ích cho nhóm bệnh nhân này.

4.2.6. Vitamin K

Vitamin K là một loại vitamin hòa tan trong dầu, giữ vai trò quan trọng trong nhiều quá trình sinh học thiết yếu của cơ thể của chúng ta. Vitamin K cần thiết cho quá trình đông máu, giúp ngăn ngừa tình trạng chảy máu không kiểm soát khi cơ thể bị tổn thương. Ngoài ra, vitamin K còn hỗ trợ quá trình gắn kết canxi vào xương, giúp duy trì mật độ xương chắc khỏe và giảm nguy cơ loãng xương. Vitamin K2, giúp "hướng dẫn" canxi đi đúng nơi, cụ thể là gắn vào xương và răng. Vitamin K cũng góp phần ngăn ngừa sự tích tụ canxi trong thành mạch máu, từ đó làm giảm nguy cơ xơ vữa động mạch và các bệnh lý tim mạch liên quan.

Nguồn thực phẩm giàu vitamin K bao gồm các loại rau lá xanh đậm như cải bó xôi, cải xoăn, rau bina và bông cải xanh; các loại dầu thực vật như dầu đậu nành, dầu canola và dầu ô liu; cùng với thịt và sản phẩm từ động vật như gan, thịt bò, thịt gà. Một số loại trái cây như kiwi, bơ và nho cũng chứa lượng vitamin K đáng kể, bên cạnh sữa, phô mai và trứng gà.

Thiếu hụt vitamin K có thể dẫn đến nhiều vấn đề sức khỏe nghiêm trọng. Các triệu chứng thường gặp bao gồm rối loạn đông máu với biểu hiện dễ chảy máu, vết thương lâu lành, dễ bầm tím, chảy máu nướu và mũi. Ngoài ra, thiếu vitamin K còn làm tăng nguy cơ gãy xương và loãng xương. Đặc biệt, trẻ sơ sinh thiếu vitamin K có nguy cơ cao bị xuất huyết não, một tình trạng nguy hiểm cần được phòng ngừa.

Ngộ độc vitamin K là hiếm gặp vì vitamin K từ thực phẩm tự nhiên thường không gây hại. Tuy nhiên, việc sử dụng liều rất cao từ các sản phẩm bổ sung có thể gây ảnh hưởng đến quá trình đông máu, làm giảm hiệu quả của thuốc chống đông máu và tăng nguy cơ xuất huyết, nhất là ở những người đang điều trị với thuốc chống đông.

Theo khuyến nghị của Viện Y tế Quốc gia Mỹ (NIH), nhu cầu vitamin K hằng ngày là 120 mcg/ngày đối với nam giới, 90 mcg/ngày đối với nữ giới và phụ nữ mang thai hoặc cho con bú. Trẻ em tùy theo độ tuổi cần từ 30-75 mcg/ngày. Mức vitamin K bình thường trong máu dao động từ 0.2-3.2 ng/mL, và một số nghiên cứu cho thấy khả năng đông máu bắt đầu bị ảnh hưởng nếu nồng độ vitamin K trong máu giảm xuống dưới 0.5 ng/mL.

Một số quý vị cần thận trọng khi bổ sung vitamin K, bao gồm: người đang sử dụng thuốc chống đông máu (như Warfarin), vì vitamin K có thể làm giảm hiệu quả của thuốc; người mắc bệnh gan, do cần tham khảo ý kiến bác sĩ trước khi bổ sung; và người đang chuẩn bị phẫu thuật, bởi vitamin K có thể ảnh hưởng đến quá trình kiểm soát chảy máu trong và sau khi phẫu thuật.

4.3. CÁCH TỐT NHẤT ĐỂ CHÚNG TA CÓ ĐỦ VITAMIN

Để đảm bảo cơ thể quý vị có đủ lượng vitamin cần thiết, cách tốt nhất là quý vị cố gắng hấp thu vitamin trực tiếp từ các nguồn thực phẩm tự nhiên như rau củ, trái cây, thịt, cá và các loại hạt. Đối với các vitamin tan trong nước (như Vitamin B Complex và Vitamin C), việc tiêu thụ thực phẩm thô hoặc chế biến nhẹ nhàng là phương pháp tối ưu để bảo toàn hàm lượng vitamin.

Vitamin B Complex có nhiều trong các thực phẩm như ngũ cốc nguyên hạt, thịt, cá, trứng, sữa, rau lá xanh, đậu và hạt. Cách hấp thu tốt nhất là ăn đa dạng thực phẩm để đảm bảo cung cấp đủ các loại vitamin B; tránh nấu quá chín hoặc dùng quá nhiều nước trong chế biến vì vitamin B dễ tan trong nước và có thể bị mất đi; đồng thời nên chia nhỏ bữa ăn để hỗ trợ hấp thu vitamin hiệu quả hơn.

Vitamin C được tìm thấy nhiều trong trái cây họ cam quýt, dâu tây, kiwi, xoài, đu đủ, ớt chuông, bông cải xanh và cải bó xôi. Để hấp thu tốt nhất, nên ăn thực phẩm tươi sống hoặc nấu chín nhẹ để giữ lại lượng vitamin C tối đa; tránh nấu lâu ở nhiệt độ cao do vitamin C rất dễ phân hủy; uống nước ép trái cây tươi cũng là một cách hiệu quả để bổ sung vitamin C.

Đối với các vitamin tan trong dầu (như Vitamin A, D, E và K), việc kết hợp thực phẩm giàu các vitamin này với chung với chất béo lành mạnh sẽ giúp tăng khả năng hấp thu trong cơ thể.

Vitamin A có nhiều trong gan, dầu gan cá, sữa, bơ, phô mai, trứng, cà rốt, khoai lang, bí đỏ và rau lá xanh đậm. Cách hấp thu tốt nhất là ăn kèm với các loại dầu lành mạnh như dầu oliu, dầu dừa hoặc bơ; tránh nấu quá kỹ, đặc biệt là đối với các loại rau củ giàu vitamin A.

Vitamin D có thể tổng hợp qua việc tiếp xúc với ánh nắng mặt trời, và cũng có trong các loại thực phẩm như cá béo, dầu gan cá, sữa, ngũ cốc tăng cường và nấm. Để hấp thu vitamin D hiệu quả, nên dành ít nhất 15-30 phút tiếp xúc với ánh nắng mỗi ngày, đồng thời kết hợp thực phẩm chứa vitamin D với nguồn chất béo.

Vitamin E có mặt trong dầu thực vật, hạnh nhân, hạt hướng dương, rau lá xanh và quả bơ. Để hấp thu tốt, nên ăn kèm với chất béo lành mạnh và tránh nấu quá lâu để bảo toàn hàm lượng vitamin E.

Vitamin K có nhiều trong rau lá xanh đậm, dầu thực vật, gan, thịt và trứng. Cách hấp thu tối ưu là ăn cùng với chất béo lành mạnh và hạn chế nấu quá kỹ để giữ lại hàm lượng vitamin K trong thực phẩm.

Tóm lại, quý vị nhớ lựa chọn thực phẩm tự nhiên, chế biến đúng cách và kết hợp với chất béo khi cần thiết là cách hiệu quả nhất để cơ thể hấp thu đầy đủ các loại vitamin thiết yếu, từ đó duy trì và tăng cường sức khỏe toàn diện. Hấp thu vitamin bằng đường thực phẩm tươi sống còn giúp quý vị ăn uống ngon miệng, có hàm răng chắc khỏe, và hệ tiêu hóa tốt.

4.4. PHỤ LỤC DANH SÁCH THỰC PHẨM GIÀU VITAMIN VÀ HÀM LƯỢNG DINH DƯỠNG

Vitamin A

Thực phẩm	Hàm lượng dinh dưỡng chính (100g)	Nguồn trích dẫn
Gan bò	Calo: 135, Protein: 20.4 g, Vitamin A: 9,442 µg	USDA FoodData Central
Khoai lang	Calo: 86, Protein: 1.6 g, Vitamin A: 709 µg	USDA FoodData Central
Cà rốt	Calo: 41, Protein: 0.9 g, Vitamin A: 835 µg	USDA FoodData Central
Rau bina (cải bó xôi)	Calo: 23, Protein: 2.9 g, Vitamin A: 469 µg	USDA FoodData Central
Bí ngô	Calo: 26, Protein: 1 g, Vitamin A: 426 µg	USDA FoodData Central

VITAMIN B1 (THIAMINE)

Thực phẩm	Hàm lượng dinh dưỡng chính (100g)	Nguồn trích dẫn
Thịt heo	Calo: 242, Protein: 27g, Thiamine: 0.8 mg	USDA FoodData Central
Đậu đen	Calo: 341, Protein: 21.6g, Thiamine: 0.9mg	USDA FoodData Central
Hạt hướng dương	Calo: 584, Protein: 20.8g, Thiamine: 1.5mg	USDA FoodData Central

Thực phẩm	Hàm lượng dinh dưỡng chính (100g)	Nguồn trích dẫn
Ngũ cốc nguyên hạt	Calo: 340, Protein: 10.6 g, Thiamine: 1.4 mg	USDA FoodData Central

VITAMIN B2 (RIBOFLAVIN)

Thực phẩm	Hàm lượng dinh dưỡng chính (100g)	Nguồn trích dẫn
Gan bò	Calo: 135, Protein: 20.4 g, Riboflavin: 2.8 mg	USDA FoodData Central
Sữa chua	Calo: 59, Protein: 10 g, Riboflavin: 0.6 mg	USDA FoodData Central
Hạnh nhân	Calo: 579, Protein: 21.2 g, Riboflavin: 1.1 mg	USDA FoodData Central
Nấm	Calo: 22, Protein: 3.1 g, Riboflavin: 0.5 mg	USDA FoodData Central

VITAMIN B3 (NIACIN)

Thực phẩm	Hàm lượng dinh dưỡng chính (100g)	Nguồn trích dẫn
Thịt gà	Calo: 165, Protein: 31 g, Niacin: 14.8 mg	USDA FoodData Central
Cá ngừ	Calo: 144, Protein: 23.3 g, Niacin: 22 mg	USDA FoodData Central
Đậu phộng	Calo: 567, Protein: 25.8 g, Niacin: 12.1 mg	USDA FoodData Central
Nấm	Calo: 22, Protein: 3.1 g, Niacin: 4.5 mg	USDA FoodData Central

VITAMIN B6

Thực phẩm	Hàm lượng dinh dưỡng chính (100g)	Nguồn trích dẫn
Thịt gà	Calo: 165, Protein: 31 g, Vitamin B6: 0.5 mg	USDA FoodData Central
Cá hồi	Calo: 206, Protein: 20 g, Vitamin B6: 0.8 mg	USDA FoodData Central
Khoai tây	Calo: 77, Protein: 2 g, Vitamin B6: 0.3 mg	USDA FoodData Central
Chuối	Calo: 89, Protein: 1.1 g, Vitamin B6: 0.4 mg	USDA FoodData Central

VITAMIN B12

Thực phẩm	Hàm lượng dinh dưỡng chính (100g)	Nguồn trích dẫn
Gan bò	Calo: 135, Protein: 20.4 g, Vitamin B12: 83.1 µg	USDA FoodData Central
Cá thu	Calo: 205, Protein: 18.6 g, Vitamin B12: 19 µg	USDA FoodData Central
Trứng	Calo: 143, Protein: 12.6 g, Vitamin B12: 0.9 µg	USDA FoodData Central
Phô mai	Calo: 403, Protein: 25 g, Vitamin B12: 1.1 µg	USDA FoodData Central

VITAMIN C

Thực phẩm	Hàm lượng dinh dưỡng chính (100g)	Nguồn trích dẫn
Cam	Calo: 47, Protein: 0.9 g, Vitamin C: 53.2 mg	USDA FoodData Central
Dâu tây	Calo: 32, Protein: 0.7 g, Vitamin C: 58.8 mg	USDA FoodData Central

Thực phẩm	Hàm lượng dinh dưỡng chính (100g)	Nguồn trích dẫn
Ớt chuông đỏ	Calo: 31, Protein: 1 g, Vitamin C: 127.7 mg	USDA FoodData Central
Bông cải xanh	Calo: 34, Protein: 2.8 g, Vitamin C: 89.2 mg	USDA FoodData Central

VITAMIN D

Thực phẩm	Hàm lượng dinh dưỡng chính (100g)	Nguồn trích dẫn
Cá hồi	Calo: 206, Protein: 20 g, Vitamin D: 526 IU	USDA FoodData Central
Nấm (phơi nắng)	Calo: 22, Protein: 3.1 g, Vitamin D: 2300 IU	USDA FoodData Central
Sữa	Calo: 42, Protein: 3.4 g, Vitamin D: 49 IU	USDA FoodData Central
Trứng	Calo: 143, Protein: 12.6 g, Vitamin D: 87 IU	USDA FoodData Central

VITAMIN E

Thực phẩm	Hàm lượng dinh dưỡng chính (100g)	Nguồn trích dẫn
Hạnh nhân	Calo: 579, Protein: 21.2 g, Vitamin E: 25.6 mg	USDA FoodData Central
Hạt hướng dương	Calo: 584, Protein: 20.8 g, Vitamin E: 35.2 mg	USDA FoodData Central
Dầu olive	Calo: 884, Chất béo: 100 g, Vitamin E: 14.4 mg	USDA FoodData Central
Bơ	Calo: 160, Protein: 2 g, Vitamin E: 2.1 mg	USDA FoodData Central

4.5. TÀI LIỆU THAM KHẢO

Blake, S. (2007). *Vitamins and Minerals Demystified*. McGraw-Hill.

Block, R., & Levitan, A. (2015). *The Vitamin Solution: Two Doctors Clear the Confusion about Vitamins and Your Health*. She Writes Press.

Gibson, R. S., & Ferguson, E. L. (2018). The role of vitamins and minerals in energy metabolism and well-being. *Nutrients*, 10(3), 1-19.

Institute of Medicine of the National Academies. (2001). *Dietary Reference Intakes for Vitamin A, Vitamin K, Arsenic, Boron, Chromium, Copper, Iodine, Iron, Manganese, Molybdenum, Nickel, Silicon, Vanadium, and Zinc*. National Academy Press.

Kresser, C. (2013). *Your Personal Paleo Code: The 3-Step Plan to Lose Weight, Reverse Disease, and Stay Fit and Healthy for Life*. Little, Brown and Company.

Zhao, G., Ford, E. S., Li, C., & Pearson, W. S. (2012). Vitamin D and cardiovascular disease risk factors among US adults. *Current Atherosclerosis Reports*, 14(6), 1-10.

Chương 5: Khoáng chất

5.1. KHÁI NIỆM VÀ PHÂN LOẠI KHOÁNG CHẤT

Cơ thể chúng ta cần khoáng chất để vận hành hiệu quả, đặc biệt là hệ thống thần kinh và cơ bắp. Khoáng chất đóng vai trò quan trọng trong việc truyền dẫn tín hiệu thần kinh, duy trì hoạt động của tim, giúp cơ bắp co giãn và thực hiện nhiều chức năng sống còn khác. Khoáng chất là các nguyên tố vô cơ, cơ thể chúng ta không tự sản sinh ra được, nên bắt buộc phải cung cấp từ bên ngoài, thường là thông qua dạng thực phẩm.

Thông thường, các khoáng chất được chia làm hai nhóm chính:

- Khoáng chất chính (Major minerals): Là những khoáng chất cơ thể chúng ta cần với lượng lớn hơn, bao gồm canxi, phốt pho, kali, natri, magie, lưu huỳnh và chloride.
- Khoáng chất vi lượng (Trace minerals): Là những khoáng chất mà cơ thể chỉ cần với lượng rất nhỏ, như sắt, kẽm, đồng, mangan, i-ốt, selen và fluoride.

Kiểm tra nồng độ khoáng chất trong cơ thể bằng các xét nghiệm máu thông thường có thể không chính xác vì nhiều loại khoáng chất như Canxi hay Magie đều ở dạng tích trữ trong xương hay bên trong tế bào. Vì vậy, để biết chúng ta thiếu hay thừa khoáng chất, quý vị cần gặp BS để kiểm tra tổng thể như phân tích triệu chứng, kiểm tra chéo với các bệnh nền, kết hợp với các xét nghiệm khác như DEXA, vitamin D, hay vitamin B.

Xin nhắc lại là phần lớn quý vị không cần phải uống khoáng chất bổ sung dưới dạng thực phẩm chức năng nếu cơ thể quý vị khỏe mạnh và quý vị có chế độ ăn uống hợp lý. Cách tốt nhất để bổ sung khoáng chất vẫn là thông qua nguồn thực phẩm tự nhiên, đa dạng và đầy đủ dinh dưỡng mỗi ngày.

5.2. CÁC KHOÁNG CHẤT CHÍNH

5.2.1. Canxi (Calcium)

Canxi là một khoáng chất quan trọng cho nhiều chức năng cơ thể, đặc biệt là sức khỏe xương và răng. Nguồn canxi phong phú từ thực phẩm bao gồm sữa và các sản phẩm từ sữa, rau xanh lá, các loại hạt, đậu, cá và hải sản. Việc uống bổ sung canxi nên được xem xét kỹ lưỡng và chỉ thực hiện khi cần thiết, dưới sự hướng dẫn của bác sĩ hoặc chuyên gia dinh dưỡng.

Vai trò của Canxi rất quan trọng cho cơ thể chúng ta. Canxi giúp xây dựng và duy trì xương khỏe và răng chắc. Canxi là thành phần chính của xương và răng, giúp duy trì độ cứng và chắc khỏe. Ngoài ra, canxi đóng vai trò quan trọng trong việc dẫn truyền tín hiệu thần kinh giữa các tế bào thần kinh. Canxi cũng cần thiết cho sự co và giãn của cơ bắp, bao gồm cả cơ tim. Canxi còn tham gia vào quá trình đông máu bằng cách hoạt hóa các yếu tố đông máu. Thêm nữa, canxi cần thiết cho hoạt động enzyme ở mức độ tế bào của nhiều enzyme trong cơ thể.

Làm sao biết chúng ta thiếu Canxi?

Các triệu chứng do thiếu Canxi thường không rõ ràng, như co giật, chuột rút cơ, tê tay chân, và rối loạn nhịp tim. Những triệu chứng này cũng có thể thấy ở thiếu các khoáng chất khác như Magie hay thiếu máu. Vì vậy, để biết chúng ta có thiếu hay không, BS sẽ hỏi về dinh dưỡng quý vị, xem quý vị có ăn uống thiếu canxi, và ước lượng xem quý vị có thể thiếu Canxi. BS cũng sẽ xét nghiệm máu để đo nồng độ Canxi và xét nghiệm các lab khác để tìm hiểu thêm.

Nồng Độ Canxi Bình Thường

Phần lớn Canxi trong cơ thể (90%) chúng ta là ở dạng kết hợp với Protein (Albumin) nhưng không đóng vai trò quan trọng trong các phản ứng sinh hoá. Phần còn lại là Canxi tự do (Ionized) là loại có hoạt tính sinh hoá cao nhất. Đây là nồng độ Canxi chúng ta cần biết. Xét nghiệm mức canxi trong máu được đo bằng miligam trên decilit (mg/dL). Dưới đây là phạm vi mức canxi bình thường cho người lớn:

- Canxi toàn phần (Total Calcium): 8.5 - 10.2 mg/dL
- Canxi ion hóa (Ionized Calcium): 4.6 - 5.3 mg/dL

Những test khác BS có thể kết hợp để kiểm tra nồng độ Canxi bằng cách gián tiếp xem xương của quý vị có chắc khoẻ hay không là DEXA scan và Vitamin D. Loãng xương có thể xem là thiếu Canxi và quý vị thường sẽ uống bổ sung Canxi.

Thấp Canxi và cao Canxi đều có thể nguy hiểm cho quý vị.

Hạ canxi máu (hypocalcemia) được xác định khi nồng độ canxi trong máu dưới 8,5 mg/dL. Nguyên nhân thường gặp bao gồm thiếu hụt vitamin D, suy thận, rối loạn chức năng tuyến cận giáp, hoặc sử dụng một số thuốc lợi tiểu làm tăng mất canxi. Các triệu chứng lâm sàng của hạ canxi máu có thể bao gồm co giật, chuột rút cơ, tê bì tay chân, và trong những trường hợp nặng có thể gây rối loạn nhịp tim, đe dọa tính mạng. Hạ canxi kéo dài còn ảnh hưởng đến xương và chức năng thần kinh hay cơ xương khớp.

Ngược lại, tăng canxi máu (hypercalcemia) xảy ra khi nồng độ canxi vượt quá 10,2 mg/dL. Nguyên nhân phổ biến nhất là cường tuyến cận giáp, tiếp theo là một số bệnh ung thư, hoặc sử dụng quá liều vitamin D hay các chế phẩm bổ sung canxi trong thời gian dài. Triệu chứng của tăng canxi máu thường không đặc hiệu lúc đầu nhưng có thể tiến triển với mệt mỏi, buồn nôn, nôn mửa, táo bón, đau xương, và trong các trường hợp nặng có thể xuất hiện rối loạn tâm thần như lú lẫn, thay đổi hành vi hoặc giảm ý thức.

Nguồn Canxi

Canxi có thể được cung cấp từ nhiều nguồn thực phẩm khác nhau trong chế độ ăn hằng ngày. Nhóm thực phẩm giàu canxi nhất bao gồm sữa và các sản phẩm từ sữa như sữa chua và phô mai – chẳng hạn, một cốc sữa (240ml) cung cấp khoảng 300 mg canxi. Rau xanh lá đậm như cải bó xôi, cải xoăn và bông cải xanh cũng là nguồn canxi thực vật quan trọng; ví dụ, một cốc cải bó xôi nấu chín chứa khoảng 245 mg canxi. Ngoài ra, các loại hạt và đậu như hạnh nhân, đậu phụ, và đậu nành cung cấp lượng canxi đáng kể, với 28g hạnh nhân chứa khoảng 76 mg canxi. Các loại cá và hải sản, đặc biệt là cá mòi và cá hồi đóng hộp có xương, cũng rất giàu canxi, 85g cá mòi có thể cung cấp đến 325 mg canxi. Bên cạnh đó, nhiều sản phẩm thực phẩm ngày nay được bổ sung canxi như nước ép trái cây, ngũ cốc ăn sáng và sữa hạt, giúp tăng cường lượng canxi cho những người có chế độ ăn hạn chế sữa hoặc ăn chay.

Chúng ta cần bao nhiêu Canxi mỗi ngày?

Theo khuyến nghị của Viện Y học Hoa Kỳ (Institute of Medicine, IOM), lượng canxi khuyến nghị hàng ngày (RDA) là:

- Trẻ em 1-3 tuổi: 700 mg/ngày.
- Trẻ em 4-8 tuổi: 1,000 mg/ngày.
- Trẻ em 9-18 tuổi: 1300mg/ngày.
- Người lớn 19-50 tuổi: 1000mg/ngày.
- Phụ nữ trên 50 tuổi và nam giới trên 70 tuổi: 1200mg/ngày.

Quý Vị Có Nên Uống Bổ Sung Canxi?

Trong phần lớn trường hợp, quý vị không cần phải uống bổ sung canxi nếu đã có chế độ ăn uống cân bằng và đầy đủ. Canxi từ thực phẩm thường dễ hấp thu hơn và ít gây tác dụng phụ. Tuy nhiên, việc bổ sung canxi có thể cần thiết trong một số tình huống đặc biệt và nên được thực hiện dưới sự hướng dẫn của bác sĩ.

Những quý vị có nguy cơ thiếu hụt canxi bao gồm phụ nữ mang thai, phụ nữ sau mãn kinh, người ăn chay trường, và những người không dung nạp lactose (không tiêu hóa được sữa). Ngoài ra, những người mắc các bệnh mạn tính gây kém hấp thu canxi như bệnh celiac, bệnh Crohn hoặc các rối loạn đường tiêu hóa khác cũng có thể cần bổ sung. Trong các trường hợp này, bác sĩ có thể chỉ định xét nghiệm máu để đánh giá chính xác nồng độ canxi và quyết định có nên bổ sung hay không.

Việc bổ sung canxi đúng liều lượng có thể mang lại lợi ích quan trọng, bao gồm hỗ trợ duy trì mật độ xương, giảm nguy cơ loãng xương và cải thiện sức khỏe răng miệng. Tuy nhiên, uống canxi không đúng cách hoặc quá liều có thể dẫn đến những tác dụng phụ không mong muốn như sỏi thận, táo bón, và cản trở hấp thu các khoáng chất thiết yếu khác như sắt và kẽm. Thậm chí, một số nghiên cứu cho thấy bổ sung canxi quá mức có thể làm tăng nguy cơ mắc bệnh tim mạch.

5.2.2. Phốt pho (Phosphorus)

Phốt pho là một khoáng chất quan trọng cho nhiều chức năng cơ thể, đặc biệt là sức khỏe xương và răng, chuyển hóa năng lượng, và cân bằng axit-bazơ. Nguồn phốt pho phong phú từ thực phẩm bao gồm thịt, cá, sữa, các loại hạt và ngũ cốc nguyên hạt. Quý vị nên cân nhắc việc có nên uống bổ sung phốt pho vì phần lớn quý vị đã có đủ phốt pho trong dinh dưỡng hàng ngày.

Uống bổ sung phốt pho chỉ thực hiện khi cần thiết, dưới sự hướng dẫn của bác sĩ hoặc chuyên gia dinh dưỡng. Cung cấp đủ phốt pho từ chế độ dinh dưỡng uống hàng ngày là cách tốt nhất để duy trì sức khỏe tổng thể.

Cùng với canxi, phốt pho là thành phần chính cấu tạo nên xương và răng, giúp duy trì độ cứng và chắc khỏe cho hệ xương. Ngoài ra, phốt pho còn tham gia vào quá trình dự trữ và chuyển hóa năng lượng, vì là thành phần cấu tạo nên ATP (adenosine triphosphate) – nguồn năng lượng chủ yếu của tế bào.

Không chỉ vậy, phốt pho còn góp phần duy trì cân bằng axit-bazơ trong cơ thể, giúp các chức năng sinh lý diễn ra ổn định. Khoáng chất này cũng là thành phần cấu tạo nên phospholipid – lớp màng bao quanh tế bào, đóng vai trò quan trọng trong việc bảo vệ tế bào và điều hòa trao đổi chất. Hơn nữa, phốt pho cần thiết cho hoạt động của nhiều enzyme và protein, hỗ trợ các phản ứng chuyển hóa và chức năng sinh học trong toàn cơ thể.

Nồng độ Phốt Pho trong máu bình thường ở người lớn: 2.5 - 4.5 mg/dL.

Hạ và Tăng Phospho trong máu đều có thể nguy hiểm.

Hạ phospho máu (hypophosphatemia) được xác định khi nồng độ phospho trong máu dưới 2,5 mg/dL. Tình trạng này thường gặp ở người suy dinh dưỡng, hấp thu kém qua đường tiêu hóa, rối loạn chuyển hóa, sử dụng thuốc lợi tiểu, hoặc nghiện rượu mạn tính. Các triệu chứng lâm sàng có thể bao gồm yếu cơ, suy nhược toàn thân, rối loạn hô hấp do yếu cơ hô hấp, nhịp tim bất thường, và rối loạn chức năng thần kinh như lú lẫn hoặc giảm ý thức. Trong các trường hợp nặng, hạ phospho máu có thể làm giảm nghiêm trọng khả năng tạo năng lượng của tế bào, dẫn đến suy đa cơ quan.

Ngược lại, tăng phospho máu (hyperphosphatemia) xảy ra

khi nồng độ phospho vượt quá 4,5 mg/dL. Nguyên nhân thường gặp nhất là suy thận, khi khả năng đào thải phospho bị suy giảm. Ngoài ra, tình trạng này có thể do bổ sung phospho quá mức, hoặc phá vỡ tế bào hàng loạt trong các bệnh lý như tiêu cơ vân, chấn thương nặng hoặc một số bệnh ác tính. Triệu chứng của tăng phospho máu bao gồm ngứa, co giật cơ, rối loạn nhịp tim, và về lâu dài có thể làm tăng nguy cơ vôi hóa mô mềm, đặc biệt là mạch máu, tim và phổi, góp phần làm tăng nguy cơ tim mạch.

Nguồn Thực Phẩm Giàu Phốt Pho

Phốt pho là khoáng chất dễ tìm thấy trong nhiều loại thực phẩm thông thường, đặc biệt là các thực phẩm giàu protein. Nguồn cung cấp phốt pho phong phú nhất bao gồm thịt, cá, sữa và ngũ cốc nguyên hạt.

Thịt và gia cầm như thịt gà, thịt bò và thịt lợn là nguồn phốt pho dồi dào, với khoảng 200 mg phốt pho trong mỗi 100g thịt gà. Cá và hải sản cũng rất giàu phốt pho, 100g cá hồi chứa khoảng 200 mg phốt pho, ngoài ra còn cung cấp thêm axit béo omega-3 có lợi cho tim mạch.

Sữa và các sản phẩm từ sữa như sữa chua và phô mai cũng đóng góp lượng phốt pho đáng kể trong chế độ ăn; một cốc sữa (240ml) chứa khoảng 250 mg phốt pho. Các loại hạt và đậu như đậu lăng, hạt chia, và hạt hướng dương cũng là nguồn thực vật giàu phốt pho, trong đó, một cốc đậu lăng nấu chín (198g) có thể cung cấp đến 350mg phốt pho.

Ngoài ra, ngũ cốc nguyên hạt như gạo lứt, yến mạch và quinoa không chỉ chứa chất xơ và vitamin mà còn là nguồn phốt pho lành mạnh. Ví dụ, một cốc yến mạch nấu chín (234 g) cung cấp khoảng 180 mg phốt pho. Với sự đa dạng về nguồn thực phẩm, hầu hết mọi người có thể dễ dàng đáp ứng nhu cầu phốt pho hằng ngày thông qua chế độ ăn uống cân bằng.

Mức hấp thu Phốt pho mỗi ngày

Theo khuyến nghị của Viện Y học Hoa Kỳ (Institute of Medicine, IOM), lượng phốt pho khuyến nghị hàng ngày (RDA) là:

- Trẻ em 1-3 tuổi: 460 mg/ngày.
- Trẻ em 4-8 tuổi: 500 mg/ngày.
- Trẻ em 9-18 tuổi: 1,250 mg/ngày.
- Người lớn 19 tuổi trở lên: 700 mg/ngày.

Quý Vị Có Cần Uống Thêm Phốt Pho?

Trong hầu hết các trường hợp, quý vị có thể hấp thụ đầy đủ phốt pho qua chế độ ăn uống hàng ngày mà không cần bổ sung thêm. Tuy nhiên, việc uống bổ sung phốt pho có thể cần thiết trong một số tình huống đặc biệt và nên được cân nhắc cẩn thận dưới sự hướng dẫn của bác sĩ.

Bổ sung phốt pho thường chỉ được chỉ định cho những người bị thiếu hụt rõ rệt do các tình trạng y tế như suy dinh dưỡng, rối loạn tiêu hóa kéo dài (ví dụ bệnh Crohn, celiac), hoặc bệnh thận làm giảm khả năng giữ lại phốt pho. Ngoài ra, những người đang sử dụng thuốc làm giảm hấp thu phốt pho – chẳng hạn như thuốc kháng axit có chứa nhôm – cũng có thể cần bổ sung khoáng chất này để duy trì cân bằng dinh dưỡng.

Việc bổ sung phốt pho đúng liều có thể giúp duy trì mật độ xương, hỗ trợ sức khỏe răng miệng, và đảm bảo hoạt động ổn định của các quá trình chuyển hóa năng lượng và chức năng tế bào. Tuy nhiên, uống quá nhiều phốt pho có thể dẫn đến những nguy cơ sức khỏe đáng kể. Quá liều phốt pho có thể gây mất cân bằng canxi-phốt pho trong cơ thể, ảnh hưởng đến sức khỏe xương và làm tăng nguy cơ tích tụ canxi trong các mô mềm hoặc thành mạch máu – một tình trạng được gọi là vôi hóa mô mềm, có thể dẫn đến các vấn đề tim mạch nghiêm trọng.

5.2.3. Kali (Potassium)

Kali là một khoáng chất quan trọng cho nhiều chức năng sinh lý, bao gồm cân bằng điện giải, chức năng thần kinh và cơ bắp, điều hòa huyết áp và chuyển hóa carbohydrate. Kali có thể được cung cấp từ nhiều nguồn thực phẩm như trái cây, rau củ, đậu, hạt, sữa và các sản phẩm từ sữa, cũng như thịt và hải sản.

Với chế độ dinh dưỡng uống cân bằng, hiếm khi nào quý vị cần phải bổ sung thêm kali. Lưu ý là chẩn đoán thiếu Kali phải được chẩn đoán do BS và cần được thực hiện cẩn thận, đặc biệt đối với những người có nguy cơ tăng kali máu hoặc có các vấn đề về sức khỏe như suy thận hoặc bệnh tim mạch.

Mức Kali Bình Thường Trong Máu cho người lớn: 3.5 - 5.0 mmol/L.

Thấp và cao Kali đều có thể nguy hiểm đến tính mạng.

Hạ kali máu (hypokalemia) được định nghĩa khi nồng độ kali trong máu dưới 3,5 mmol/L. Tình trạng này thường gặp ở những người sử dụng thuốc lợi tiểu, bị tiêu chảy hoặc nôn mửa kéo dài, suy dinh dưỡng, hoặc mắc bệnh lý thận gây mất kali qua nước tiểu. Các triệu chứng lâm sàng của hạ kali bao gồm yếu cơ, mệt mỏi, chuột rút, và trong những trường hợp nặng có thể xuất hiện rối loạn nhịp tim hoặc rối loạn hô hấp do yếu cơ hô hấp. Hạ kali kéo dài hoặc hạ kali nặng có thể dẫn đến loạn nhịp tim nguy hiểm, đặc biệt ở bệnh nhân tim mạch.

Ngược lại, tăng kali máu (hyperkalemia) xảy ra khi nồng độ kali vượt quá 5,0 mmol/L. Nguyên nhân thường gặp nhất là suy thận, khiến cơ thể không đào thải được kali dư thừa. Ngoài ra, tăng kali còn có thể do sử dụng quá liều các chế phẩm bổ sung kali, dùng thuốc lợi tiểu giữ kali, hoặc phá vỡ tế bào trong các tình trạng như tiêu cơ vân, chấn thương nặng hoặc một số bệnh lý ác tính. Triệu chứng của tăng kali máu bao gồm yếu cơ, mệt mỏi, tê bì hoặc liệt, và nguy hiểm nhất là rối loạn nhịp tim nghiêm trọng, có thể tiến triển nhanh đến ngừng tim.

Trên thực tế, kali có khả năng gây ngừng tim khi nồng độ trong máu tăng cao đột ngột, đến mức trong lịch sử, một số quốc gia từng sử dụng tiêm kali vào máu như một phương thức thi hành án tử hình, nhằm gây loạn nhịp và ngừng tim. Điều này cho thấy mức độ nguy hiểm của rối loạn kali máu.

Nguồn Thực Phẩm Giàu Kali

Trái cây là nguồn kali tự nhiên phổ biến, dễ tiêu hóa và giàu dinh dưỡng cho quý vị. Một quả chuối trung bình chứa khoảng 422 mg kali, trong khi một quả bơ có thể cung cấp đến 975 mg kali. Cam cũng chứa khoảng 333 mg kali mỗi quả lớn, góp phần hỗ trợ tim mạch và hệ miễn dịch.

Rau củ cũng là nguồn kali quan trọng. Một củ khoai tây lớn có thể cung cấp khoảng 926 mg kali. Rau cải bó xôi nấu chín chứa khoảng 839 mg, và cà chua nấu chín chứa khoảng 528 mg trong mỗi cốc – những thực phẩm này rất phù hợp trong chế độ ăn lành mạnh cho tim mạch.

Đậu và các loại hạt là nguồn kali dồi dào và giàu chất xơ. Một cốc đậu lăng nấu chín chứa khoảng 731 mg kali, trong khi đậu trắng cung cấp đến 1,189 mg mỗi cốc. Hạt hướng dương – loại hạt thường được dùng làm món ăn vặt – cũng có thể cung cấp khoảng 240 mg kali trong mỗi 1/4 cốc.

Sữa và các sản phẩm từ sữa cũng góp phần đáng kể vào lượng kali hàng ngày. Một cốc sữa chứa khoảng 366 mg kali, còn một cốc sữa chua chứa khoảng 573 mg kali – đồng thời cung cấp canxi và protein. Thịt và hải sản như cá hồi (490 mg trong mỗi 100 g) và thịt gà (223 mg trong mỗi 100g) không chỉ cung cấp kali mà còn chứa nhiều protein và axit béo có lợi cho sức khỏe.

Liều lượng khuyến nghị dùng Kali hàng ngày (RDA):

- Trẻ em 1-3 tuổi: 3000mg/ngày.
- Trẻ em 4-8 tuổi: 3800mg/ngày.
- Trẻ em 9-13 tuổi: 4,500 mg/ngày.
- Người lớn 14 tuổi trở lên: 4,700 mg/ngày.

Triệu Chứng Ngộ Độc Kali

Mặc dù kali là một khoáng chất cần thiết, nhưng tiêu thụ quá nhiều kali có thể dẫn đến ngộ độc, còn được gọi là tăng kali máu (hyperkalemia). Tăng Kali máu cần phải xem là trường hợp khẩn cấp vì ảnh hưởng trực tiếp đến tim và hệ thần kinh, có thể dẫn đến tử vong. Các triệu chứng ngộ độc kali.

- Yếu cơ: Cảm giác yếu hoặc mệt mỏi cơ bắp.
- Loạn nhịp tim: Tim đập nhanh, không đều hoặc nhịp tim chậm.
- Tê liệt: Cảm giác tê hoặc ngứa ran, đặc biệt ở các chi.
- Buồn nôn và nôn: Cảm giác buồn nôn và nôn mửa.
- Khó thở: Khó thở hoặc thở nhanh.

Quý vị nào hạn chế bổ sung Kali?

- Người bị suy thận: Bệnh nhân bị suy thận thường không thể loại bỏ kali dư thừa ra khỏi cơ thể, dẫn đến nguy cơ tăng kali máu. Uống thêm vào có thể làm ngộ độc Kali.
- Người sử dụng thuốc lợi tiểu tiết kiệm kali: Những loại thuốc này có thể làm tăng mức kali trong máu, chẳng hạn như spironolactone, triamterene và amiloride.
- Người có vấn đề về tim mạch: Những người mắc bệnh tim, đặc biệt là rối loạn nhịp tim, cần thận trọng khi bổ sung kali.

- Người sử dụng thuốc ức chế men chuyển (ACE inhibitors) hoặc thuốc chẹn thụ thể angiotensin (ARBs): Các loại thuốc này cũng có thể làm tăng mức kali trong máu

5.2.4. Natri (Sodium)

Natri (Muối) là một khoáng chất thiết yếu cho nhiều chức năng sinh lý, đặc biệt là cân bằng chất lỏng, chức năng thần kinh và cơ bắp, và điều hòa huyết áp. Natri chủ yếu được cung cấp từ muối ăn và thực phẩm chế biến sẵn. Dinh dưỡng người Việt chúng ta thường có nhiều muối, đặc biệt là các món mặn dẫn đến dễ cao huyết áp.

Với một chế độ dinh dưỡng cần bằng, ít khi nào quý vị sẽ cần phải dùng bổ sung Natri. Trong trường hợp bị thiếu muối Natri, quý vị phải tuân thủ hướng dẫn của BS vì việc bổ sung quá nhanh hoặc quá nhiều Natri sẽ gây ra những tác dụng phụ nguy hiểm khác.

Hạn chế tiêu thụ Natri là điểm quan trọng đối với những người có nguy cơ cao như người bị huyết áp cao, suy thận, bệnh tim mạch, và bệnh gan.

Chỉ số Natri Trong Máu được đo bằng milimol trên lít, mức bình thường: 135 - 145 mmol/L.

Hạ và Tăng Natri đều có thể rất nguy hiểm đến tính mạng.

Hạ natri máu (hyponatremia) được định nghĩa khi nồng độ natri trong máu dưới 135 mmol/L. Đây là rối loạn điện giải thường gặp trong lâm sàng và có nhiều nguyên nhân khác nhau, bao gồm uống quá nhiều nước, suy thận, suy tim, hội chứng tiết hormone chống bài niệu không phù hợp (SIADH), hoặc mất natri qua tiêu chảy và nôn mửa kéo dài. Các triệu chứng lâm sàng của hạ natri máu có thể dao động từ nhẹ đến nặng, bao gồm buồn nôn, nôn, mệt mỏi và đau đầu. Trong những trường hợp nặng, bệnh nhân có thể xuất hiện co giật, rối loạn ý thức, hôn mê, và nếu không được xử trí đúng cách có thể dẫn đến tử vong, đặc biệt do phù não. Với quý vị lớn tuổi, hạ Natri máu có thể rất nguy hiểm do dẫn đến té ngã.

Ngược lại, tăng natri máu (hypernatremia) xảy ra khi nồng độ natri trong máu trên 145 mmol/L, thường phản ánh tình trạng thiếu nước so với lượng natri trong cơ thể. Nguyên nhân phổ biến bao gồm mất nước do đổ mồ hôi nhiều, tiêu chảy, không uống đủ nước, bệnh thận, hoặc tiêu thụ quá nhiều muối ăn. Các triệu chứng của tăng natri máu thường là khát nước dữ dội, mệt mỏi, yếu cơ, và trong các trường hợp nặng có thể gây lú lẫn, co giật, hôn mê, thậm chí tử vong nếu không được điều chỉnh kịp thời.

Nguồn thực phẩm chứa nhiều Natri

Nguồn natri chính trong khẩu phần ăn hằng ngày là muối ăn (natri chloride). Trung bình, một thìa cà phê muối chứa khoảng 2.300 mg natri, tương đương với giới hạn natri khuyến nghị tối đa cho cả ngày ở người trưởng thành. Ngoài muối ăn, thực phẩm chế biến sẵn là nguồn natri lớn và thường bị đánh giá thấp, bao gồm đồ đóng hộp, súp ăn liền, nước sốt, đồ ăn nhanh, và đồ ăn nhẹ như khoai tây chiên, bánh quy, cũng như thịt chế biến như xúc xích và thịt nguội.

Bên cạnh đó, một số thực phẩm tự nhiên cũng chứa natri với lượng vừa phải, chẳng hạn như rau cần tây, củ cải và sữa. Mặc dù natri từ thực phẩm tự nhiên thường không gây dư thừa, việc tiêu thụ thường xuyên thực phẩm chế biến sẵn và nêm muối quá mức có thể nhanh chóng dẫn đến dư natri, làm tăng nguy cơ tăng huyết áp, bệnh tim mạch và rối loạn điện giải.

Muối Natri nên được tiêu thụ với lượng vừa phải để duy trì sức khỏe. Lượng natri khuyến nghị hàng ngày (RDA) của Viện Y học Hoa Kỳ (Institute of Medicine, IOM):

- Người lớn: Dưới 2,300 mg/ngày.
- Người có nguy cơ cao (như người mắc bệnh tim mạch, huyết áp cao): Dưới 1,500 mg/ngày.

5.2.5. Magiê (Magnesium)

Magiê là một khoáng chất quan trọng cho nhiều chức năng sinh lý trong cơ thể chúng ta, gồm chuyển hóa năng lượng, bảo trì chức năng cơ và thần kinh, xây dựng xương và chống viêm. Magiê có thể được cung cấp từ nhiều nguồn thực phẩm như các loại hạt, ngũ cốc nguyên hạt, rau xanh, đậu và sữa.

Với một chế độ dinh dưỡng uống cân bằng, hầu hết quý vị sẽ không cần dùng bổ sung magiê. Các tốt nhất để có Magie vẫn là từ thức ăn tự nhiên, qua các loại nguồn thực phẩm có nhiều Magie. Nếu cần phải uống bổ sung, quý vị cần tuân theo chỉ định của BS, đặc biệt đối với những người có nguy cơ cao như người bị suy thận, bệnh tim mạch, và rối loạn tiêu hóa.

Triệu chứng khi thiếu Magie

Các triệu chứng thường không rõ ràng như mệt mỏi, vọp bẻ (chuột rút), tim đập loạn nhịp, tê tê ngón tay ngón chân. Lưu ý là thiếu các thiếu khoáng chất khác như thiếu Canxi hay thiếu máu vẫn có thể có những triệu chứng như trên. Quý vị không nên tự ý chẩn đoán mình thiếu Magie mà tự ý mua thêm Magie uống bổ sung vào vì uống quá nhiều Magie có thể dẫn đến ngộ độc nguy hiểm.

Xét nghiệm máu (Magnesium serum level) để kiểm tra Magie có thể không chính xác vì chỉ có khoảng hơn 1% Magie tồn tại trong huyết tương máu (Serum). Phần lớn Magie trong cơ thể chúng ta lưu trữ trong xương và bên trong tế bào. Vì vậy, xét nghiệm máu chỉ số Magie chỉ là bước đầu trong việc tìm xem chúng ta có thiếu Magie. Để xét nghiệm chính xác hơn, BS sẽ xét nghiệm Magie trong tế bào hồng huyết cầu (RBC) hay xét nghiệm tìm nồng độ tổng thể (Whole Magnesium Level) kết hợp trong tế bào máu và huyết tương.

Mức Magie trong máu bình thường ở khoảng 1.7 - 2.2 mg/dL (0.7 - 0.9 mmol/L).

Thấp hay cao Magie đều có thể nguy hiểm đến tính mạng.

Thấp magie máu (hypomagnesemia) được xác định khi nồng độ magie trong máu dưới 1,7 mg/dL (0,7 mmol/L). Tình trạng này thường gặp ở bệnh nhân tiêu chảy mạn tính, suy dinh dưỡng, nghiện rượu, hoặc ở những người sử dụng thuốc lợi tiểu, một số thuốc kháng sinh, hay mắc bệnh lý thận làm tăng mất magie qua nước tiểu. Các triệu chứng lâm sàng của hạ magie máu bao gồm yếu cơ, co giật cơ, chuột rút, mệt mỏi và buồn nôn. Trong những trường hợp nặng, bệnh nhân có thể xuất hiện rối loạn nhịp tim nguy hiểm, co giật toàn thân, thậm chí hôn mê, đe dọa tính mạng nếu không được điều trị kịp thời.

Ngược lại, tăng magie máu (hypermagnesemia) xảy ra khi nồng độ magie trong máu vượt quá 2,2 mg/dL (0,9 mmol/L). Nguyên nhân thường gặp nhất là suy thận, khiến cơ thể không đào thải được magie dư thừa. Ngoài ra, tình trạng này còn có thể do sử dụng quá liều các chế phẩm bổ sung magie, bệnh Addison, hoặc trong một số trường hợp tiêu thụ quá nhiều thực phẩm hoặc thuốc chứa magie khi chức năng thận suy giảm. Các triệu chứng của tăng magie máu bao gồm buồn nôn, nôn, hạ huyết áp, yếu cơ và rối loạn nhịp tim. Khi nồng độ magie tăng cao, bệnh nhân có thể rơi vào hôn mê và trong những trường hợp rất nặng có thể dẫn đến tử vong.

Nguồn thực phẩm có nhiều Magiê.

Các loại hạt và quả hạch có thể có nhiều Magie. Hạt hạnh nhân cung cấp khoảng 80 mg magiê trong 28g, hạt điều chứa khoảng 82 mg magiê trong 28g, trong khi hạt bí là nguồn rất giàu magiê với khoảng 150 mg trong 28g. Đây là những lựa chọn lý tưởng để quý vị bổ sung magiê thông qua bữa phụ hoặc rắc lên các món ăn salad.

Ngũ cốc nguyên hạt cũng là nguồn magiê quan trọng. Gạo lứt cung cấp khoảng 84 mg magiê trong một cốc nấu chín (195g), yến mạch chứa khoảng 60 mg magiê trong một cốc nấu chín (234 g), và quinoa đặc biệt giàu magiê với khoảng 118 mg trong một cốc nấu chín (185 g). Việc ưu tiên ngũ cốc nguyên hạt không chỉ giúp tăng lượng magiê mà còn bổ sung chất xơ và cải thiện chuyển hóa.

Các loại rau, đặc biệt là các loại rau lá đậm màu, cải bó xôi cung cấp khoảng 157 mg magiê trong một cốc nấu chín (180g), trong khi cải xoăn cung cấp khoảng 47 mg magiê trong một cốc nấu chín (130 g). Những loại rau này nên được quý vị đưa vào bữa ăn hằng ngày để hỗ trợ sức khỏe tim mạch và thần kinh.

Các loại đậu cũng đóng góp đáng kể vào lượng magiê trong khẩu phần. Đậu đen chứa khoảng 120 mg magiê trong một cốc nấu chín (172 g), còn đậu lăng cung cấp khoảng 71 mg magiê trong một cốc nấu chín (198g), đồng thời là nguồn protein thực vật và chất xơ dồi dào.

Sữa và các sản phẩm từ sữa tuy không phải là nguồn magiê cao nhất nhưng vẫn đóng vai trò bổ trợ. Một cốc sữa cung cấp khoảng 24–27 mg magiê, trong khi sữa chua cung cấp khoảng 50 mg magiê mỗi cốc, đồng thời mang lại lợi ích cho xương và hệ vi sinh đường ruột. Việc kết hợp đa dạng các nhóm thực phẩm trên giúp đáp ứng nhu cầu magiê hằng ngày một cách tự nhiên.

Chúng ta Cần Bao Nhiêu Magie mỗi ngày?

Magiê nên được bổ sung chủ yếu qua chế độ dinh dưỡng uống hàng ngày. Lượng magiê khuyến nghị hàng ngày (RDA) của Viện Y học Hoa Kỳ (Institute of Medicine, IOM):

- Trẻ em 1-3 tuổi: 80 mg/ngày.
- Trẻ em 4-8 tuổi: 130 mg/ngày.
- Trẻ em 9-13 tuổi: 240 mg/ngày.
- Nam giới 14-18 tuổi: 410 mg/ngày.
- Nữ giới 14-18 tuổi: 360 mg/ngày.
- Nam giới 19-30 tuổi: 400 mg/ngày.
- Nữ giới 19-30 tuổi: 310 mg/ngày.
- Nam giới trên 31 tuổi: 420 mg/ngày.
- Nữ giới trên 31 tuổi: 320 mg/ngày.

Dùng Magie bổ sung loại nào là tốt nhất?

Trong trường hợp cần phải uống bổ sung Magie, BS sẽ cho quý vị biết nên uống thêm. Hiện nay, có 7 loại Magie quý vị có thể uống bổ sung để tăng Magie trong cơ thể. Tuỳ vào cơ địa, các bệnh mạn tính, và tình trạng cá nhân mà quý vị có thể chọn loại phù hợp nhất cho mình. Uống bổ sung Magie có thể dưới dạng viên thuốc, viên con nhộng, bột, hay kẹo. Quan trọng nhất là dạng nào và quý vị uống có thường xuyên hay không.

- Magnesium Citrate: Loại này dễ hấp thu nhưng có thể có tác dụng phụ tiêu chảy.
- Magnesium Glycinate: Loại này ít gây xót bao tử, có thể giúp ngủ ngon và giảm stress.
- Magnesium L-threonate: dạng này mới hơn, có thể vượt qua màng ngăn máu trên não (Blood brain barrier), có thể hỗ trợ trí nhớ và tâm trạng.
- Magnesium Malate hay Lactate: dễ hấp thụ và có thể giúp tăng năng lượng.

- Magnesium Oxide: Hấp thu kém nhưng có thể dùng để giúp táo bón
- Magnesium Sulfate: Thường có dưới dạng muối Epsom, giúp giảm đau cơ bắp
- Magnesium Taurate: Giúp hỗ trợ sức khỏe tim mạch và bệnh cao huyết áp.

5.2.6. Lưu huỳnh (Sulfur)

Lưu huỳnh là một khoáng chất thiết yếu cho nhiều chức năng sinh lý, bao gồm thành phần của các axit amin thiết yếu, hỗ trợ quá trình giải độc, và duy trì sức khỏe da, tóc và móng. Lưu huỳnh có thể được cung cấp từ nhiều nguồn thực phẩm như thực phẩm giàu protein, rau củ họ cải, các loại hạt và đậu, và các loại hành tỏi.

Việc bổ sung lưu huỳnh thường không cần thiết nếu quý vị có một chế độ dinh dưỡng cân bằng. Quý vị cần thận trọng với việc tự ý uống bổ sung lưu huỳnh nếu quý vị có các bệnh mạn tính như bệnh thận hay đang sử dụng một số loại thuốc.

Vai Trò của Lưu Huỳnh trong cơ thể chúng ta

Lưu huỳnh là thành phần không thể thiếu của các amino axit chứa lưu huỳnh như methionine và cysteine. Đây là những amino axit cơ bản để cấu tạo nên protein và tham gia vào nhiều quá trình sinh học quan trọng. Thông qua các axit amin này, lưu huỳnh góp phần duy trì cấu trúc protein, enzyme và mô liên kết.

Bên cạnh đó, lưu huỳnh còn là thành phần của nhiều hợp chất sinh học quan trọng, nổi bật nhất là glutathione, một chất chống oxy hóa mạnh mẽ, giúp bảo vệ tế bào khỏi stress oxy hóa và tổn thương do gốc tự do. Lưu huỳnh cũng tham gia vào cấu trúc của coenzyme A, một phân tử then chốt trong chuyển hóa năng lượng, đặc biệt là quá trình oxy hóa acid béo và chuyển hóa carbohydrate.

Một vai trò quan trọng khác của lưu huỳnh là hỗ trợ chức năng giải độc của gan. Thông qua quá trình sulfation, lưu huỳnh giúp gan liên hợp và loại bỏ các độc tố, hormone dư thừa và sản phẩm chuyển hóa có hại ra khỏi cơ thể. Ngoài ra, lưu huỳnh còn đóng vai trò thiết yếu trong việc duy trì sức khỏe của da, tóc và móng, nhờ tham gia vào cấu trúc keratin và collagen. Thiếu hụt lưu huỳnh có thể làm da kém đàn hồi, tóc dễ gãy rụng và móng yếu, dễ tổn thương

Nguồn Thực Phẩm chứa Lưu Huỳnh

Lưu huỳnh hiện diện tự nhiên trong nhiều loại thực phẩm quen thuộc, đặc biệt là các thực phẩm giàu protein. Thịt, cá, trứng và các sản phẩm từ sữa là những nguồn cung cấp lưu huỳnh phong phú nhờ chứa các axit amin có lưu huỳnh như methionine và cysteine. Chẳng hạn, 100g thịt bò có thể cung cấp khoảng 230 mg lưu huỳnh, góp phần đáp ứng nhu cầu hằng ngày cho quá trình tổng hợp protein và chuyển hóa của quý vị.

Bên cạnh đó, các loại rau họ cải như bông cải xanh, cải bắp, cải xoăn và cải thìa cũng là nguồn lưu huỳnh quan trọng, đồng thời giàu các hợp chất sulfur sinh học có lợi cho sức khỏe. Ví dụ, một cốc bông cải xanh nấu chín cung cấp khoảng 30 mg lưu huỳnh, góp phần hỗ trợ giải độc và bảo vệ tế bào.

Các loại hạt và đậu cũng đóng vai trò đáng kể trong việc bổ sung lưu huỳnh, đặc biệt ở người ăn chay. Đậu nành, đậu xanh và hạt điều không chỉ cung cấp protein thực vật mà còn chứa lượng lưu huỳnh đáng kể; trong đó, một cốc đậu nành nấu chín cung cấp khoảng 100 mg lưu huỳnh.

Ngoài ra, các loại hành tỏi như hành tây, tỏi và hành lá là nguồn đặc trưng của các hợp chất chứa lưu huỳnh, mang lại mùi vị đặc biệt và nhiều lợi ích sinh học. Ví dụ, một tép tỏi chứa khoảng 1 mg lưu huỳnh, góp phần vào tác dụng chống oxy hóa, kháng viêm và hỗ trợ tim mạch. Việc kết hợp đa dạng các nhóm thực phẩm trên trong bữa ăn hằng ngày giúp đảm bảo cung cấp lưu huỳnh đầy đủ và tự nhiên cho cơ thể.

Chúng ta cần bao nhiêu lưu huỳnh mỗi ngày?

Lưu huỳnh không có mức khuyến nghị hàng ngày cụ thể từ Viện Y học Hoa Kỳ (Institute of Medicine, IOM) do cơ thể có thể dễ dàng lấy đủ lưu huỳnh từ chế độ dinh dưỡng uống bình thường, đặc biệt từ các nguồn protein. Để đảm bảo cung cấp đủ lưu huỳnh, nên duy trì một chế độ dinh dưỡng uống cân đối, bao gồm các thực phẩm giàu lưu huỳnh.

5.2.7. Chloride:

Chloride là một khoáng chất quan trọng cho nhiều chức năng sinh lý, bao gồm cân bằng chất lỏng và điện giải, hỗ trợ tiêu hóa và điều hòa pH. Chloride chủ yếu được cung cấp từ muối ăn và thực phẩm chế biến sẵn. Mặc dù cần thiết, việc tiêu thụ chloride cần được kiểm soát để tránh nguy cơ tăng chloride máu và các vấn đề sức khỏe liên quan. Hạn chế tiêu thụ chloride là quan trọng đối với những người có nguy cơ cao như người bị bệnh thận, huyết áp cao, và bệnh tim mạch.

Nguồn cung cấp Chloride

Chloride được cung cấp chủ yếu thông qua muối ăn (natri chloride) và các thực phẩm trong khẩu phần hằng ngày. Muối ăn là nguồn chloride quan trọng nhất; trung bình một thìa cà phê muối chứa khoảng 2.300 mg natri và 3.545 mg chloride, đủ để đáp ứng phần lớn nhu cầu chloride của cơ thể quý vị.

Ngoài muối ăn, các thực phẩm chế biến sẵn cũng là nguồn chloride đáng kể. Các sản phẩm như thực phẩm đóng hộp, súp ăn liền, nước sốt, đồ ăn nhanh và đồ ăn nhẹ (khoai tây chiên, bánh quy), cũng như thịt chế biến (xúc xích, thịt nguội) thường chứa hàm lượng chloride cao do sử dụng muối trong quá trình chế biến và bảo quản. Quý vị lưu ý là dùng thường xuyên các thực phẩm này có thể dẫn đến nạp chloride và natri vượt mức khuyến nghị.

Bên cạnh đó, một số thực phẩm tự nhiên cũng cung cấp chloride với lượng vừa phải, bao gồm cần tây, cà chua, ô liu và các loại rau xanh. Những thực phẩm này góp phần bổ sung chloride một cách tự nhiên, đồng thời mang lại nhiều vitamin, khoáng chất và chất chống oxy hóa. Vì vậy, để duy trì cân bằng điện giải và sức khỏe tim mạch, quý vị nên ưu tiên nguồn chloride từ thực phẩm tự nhiên, đồng thời kiểm soát lượng muối và thực phẩm chế biến sẵn trong khẩu phần hằng ngày.

5.3. CÁC KHOÁNG CHẤT VI LƯỢNG

5.3.1. Sắt (Iron)

Sắt là một khoáng chất thiết yếu cho nhiều chức năng sinh lý, đặc biệt là vận chuyển oxy, chức năng enzyme và hỗ trợ hệ miễn dịch. Sắt có thể được cung cấp từ nhiều nguồn thực phẩm, bao gồm thịt đỏ, gia cầm, hải sản, các loại đậu, ngũ cốc nguyên hạt và rau xanh.

Việc bổ sung sắt cần được thực hiện cẩn thận, đặc biệt đối với những người có nguy cơ cao như người bị bệnh gan, bệnh thận, hay bệnh ứ sắt (hemochromatosis).

Vai trò của sắt trong cơ thể

Sắt là một khoáng chất thiết yếu, giữ vai trò trung tâm trong nhiều chức năng sống của cơ thể. Trước hết, sắt là thành phần chính của hemoglobin trong hồng cầu, giúp vận chuyển oxy từ phổi đến các tế bào và mô trên khắp cơ thể. Quá trình này đặc biệt quan trọng đối với hoạt động của não, tim, cơ bắp và toàn bộ hệ thống chuyển hóa năng lượng.

Ngoài chức năng vận chuyển oxy, sắt còn tham gia vào hoạt

động của nhiều enzyme quan trọng, đặc biệt là các enzyme liên quan đến chuyển hóa năng lượng và tổng hợp DNA. Nhờ đó, sắt góp phần vào quá trình tạo năng lượng, phân chia tế bào và duy trì sự phát triển bình thường của cơ thể.

Bên cạnh đó, sắt đóng vai trò quan trọng trong việc hỗ trợ hệ miễn dịch. Khoáng chất này giúp duy trì hoạt động hiệu quả của các tế bào bạch cầu, tăng khả năng chống lại vi khuẩn, virus và các tác nhân gây bệnh. Khi thiếu sắt, không chỉ xảy ra thiếu máu mà khả năng miễn dịch của cơ thể cũng bị suy giảm, khiến cơ thể dễ mệt mỏi và dễ nhiễm trùng hơn.

Nồng độ sắt bình thường trong máu được đo bằng microgram trên decilit (µg/dL) hoặc micromol trên lít (µmol/L).

- Nam giới: 65 - 176 µg/dL (11.6 - 31.3 µmol/L)
- Nữ giới: 50 - 170 µg/dL (9.0 - 30.4 µmol/L)

Ferritin (Chỉ số dự trữ sắt) là một protein trong cơ thể, lưu trữ sắt và giải phóng nó một cách có kiểm soát. Ferritin là một chỉ số quan trọng để đánh giá dự trữ sắt trong cơ thể. Xét nghiệm máu kiểm tra thiếu sắt sẽ cần có chỉ sốt Ferritin để đánh giá chính xác.

- Nam giới: 20 - 500 ng/mL
- Nữ giới: 20 - 200 ng/mL

Nồng độ Sắt: Thiếu sắt hay thừa sắt?

Chỉ số sắt phản ánh tình trạng dự trữ và sử dụng sắt của cơ thể, có ý nghĩa quan trọng trong việc đánh giá sức khỏe tổng thể, đặc biệt là hệ tạo máu và chuyển hóa.

Khi mức sắt thấp hơn ngưỡng bình thường, cơ thể có thể rơi vào tình trạng thiếu máu do thiếu sắt (iron deficiency anemia). Nguyên nhân thường gặp bao gồm thiếu hụt dinh dưỡng, mất máu kéo dài (như kinh nguyệt nhiều hoặc xuất huyết tiêu hóa), hấp thu sắt kém, hoặc nhu cầu sắt tăng cao trong các giai đoạn đặc biệt như mang thai và cho con bú. Người thiếu sắt thường có các triệu chứng như mệt mỏi, yếu ớt, da xanh xao, khó thở khi gắng sức, chóng mặt và nhức đầu, ảnh hưởng rõ rệt đến chất lượng sống và khả năng lao động.

Dấu hiệu nếu quý vị thiếu sắt:

- Mệt mỏi và yếu đuối: Cảm giác mệt mỏi kéo dài và thiếu năng lượng.
- Da nhợt nhạt: Da nhợt nhạt do thiếu oxy trong máu.
- Khó thở: Khó thở hoặc thở nhanh khi thực hiện các hoạt động hàng ngày.
- Đau đầu và chóng mặt: Đau đầu và chóng mặt, đặc biệt khi đứng dậy nhanh.
- Nhịp tim nhanh hoặc không đều:Tim đập nhanh hoặc không đều.
- Khó tập trung:Khó tập trung và giảm hiệu suất làm việc hoặc học tập.
- Móng tay giòn và dễ gãy:Móng tay dễ gãy và mỏng.

Ngược lại, khi mức sắt vượt quá ngưỡng bình thường, cơ thể có thể bị quá tải sắt (iron overload). Tình trạng này có thể do yếu tố di truyền, điển hình là bệnh hemochromatosis, hoặc do truyền máu nhiều lần hay bổ sung sắt quá mức trong thời gian dài.

Sắt dư thừa có xu hướng tích tụ trong các cơ quan như gan, tim và tụy, gây ra nhiều biến chứng nghiêm trọng. Các triệu chứng thường gặp bao gồm đau khớp, mệt mỏi kéo dài, đau bụng, và về lâu dài có thể dẫn đến tổn thương gan (xơ gan), tổn thương tim (suy tim) cũng như tăng nguy cơ mắc bệnh tiểu đường. Vì vậy, cả thiếu sắt và thừa sắt đều cần được phát hiện và xử trí kịp thời dựa trên xét nghiệm và đánh giá lâm sàng.

Nguồn dinh dưỡng cung cấp sắt

Sắt trong thực phẩm tồn tại dưới hai dạng chính là sắt heme và sắt không heme, với khả năng hấp thụ khác nhau. Sắt heme, có sẵn trong thực phẩm nguồn gốc động vật, dễ hấp thu hơn và ít bị ảnh hưởng bởi các yếu tố ức chế trong bữa ăn. Các nguồn sắt heme quan trọng bao gồm thịt đỏ như thịt bò và thịt cừu, gia cầm như gà và gà tây, cùng hải sản như cá, hàu và sò. Ví dụ, 100g thịt bò cung cấp khoảng 2,6 mg sắt, góp phần đáng kể vào nhu cầu sắt hằng ngày.

Trong khi đó, sắt không heme chủ yếu có trong thực phẩm có nguồn gốc thực vật, bao gồm các loại đậu như đậu lăng, đậu xanh và đậu nành; ngũ cốc nguyên hạt như yến mạch và quinoa; rau xanh lá đậm như cải bó xôi và cải xoăn; cùng các loại hạt như hạt bí và hạnh nhân. Chẳng hạn, một cốc đậu lăng nấu chín có thể cung cấp khoảng 6,6 mg sắt. Tuy nhiên, sắt không heme có khả năng hấp thu thấp hơn và dễ bị ảnh hưởng bởi các chất ức chế hấp thu, do đó việc kết hợp với vitamin C trong bữa ăn có thể giúp cải thiện đáng kể khả năng hấp thu sắt từ nguồn thực vật.

5.3.2. Kẽm (Zinc)

Kẽm là một khoáng chất thiết yếu tham gia vào nhiều quá trình sinh học quan trọng. Kẽm giúp tăng trưởng và phát triển, cần thiết cho sự phát triển và phân chia tế bào.Kẽm tham gia vào chức năng miễn dịch. Hỗ trợ chức năng của hệ miễn dịch. Kẽm cũng giúp tổng hợp DNA và protein. Kẽm là chất quan trọng giúp chữa lành vết thương. Ngoài ra, hơn 300 enzyme trong cơ thể chúng ta cần kẽm để hoạt động mỗi ngày.

Mức kẽm trong máu bình thường: 70 - 120 µg/dL (700 - 1,200 µg/L)

Thấp và thừa kẽm trong máu dẫn đến các triệu chứng khác nhau.

Khi mức kẽm trong máu thấp hơn ngưỡng bình thường, cơ thể chúng ta có thể rơi vào tình trạng thiếu kẽm (zinc deficiency). Nguyên nhân thường gặp bao gồm chế độ ăn thiếu hụt kẽm, hấp thu kém do các bệnh lý đường ruột như bệnh celiac hoặc viêm ruột mạn tính, mất kẽm qua tiêu chảy kéo dài, bệnh gan mạn tính, nghiện rượu, và một số bệnh lý mạn tính khác. Thiếu kẽm cũng làm quá trình lành vết thương diễn ra chậm, do kẽm cần thiết cho tái tạo mô và miễn dịch tại chỗ.

Các triệu chứng của thiếu kẽm có thể biểu hiện đa dạng, bao gồm chậm phát triển ở trẻ em, rụng tóc, tiêu chảy, chậm lành vết thương, giảm hoặc mất cảm giác vị giác và khứu giác, cùng với suy giảm chức năng miễn dịch, khiến cơ thể dễ nhiễm trùng hơn. Ở người lớn tuổi và bệnh nhân mạn tính, thiếu kẽm có thể âm thầm nhưng ảnh hưởng rõ rệt đến sức khỏe tổng thể.

Ngược lại, khi mức kẽm vượt quá ngưỡng bình thường, có thể xảy ra quá tải kẽm hoặc ngộ độc kẽm (zinc toxicity). Tình trạng này thường do sử dụng quá liều các chế phẩm bổ sung kẽm trong thời gian dài hoặc tiếp xúc với kẽm công nghiệp. Các triệu chứng sớm của ngộ độc kẽm bao gồm buồn nôn, nôn, đau bụng và tiêu chảy. Trong những trường hợp nặng hoặc kéo dài, quá tải kẽm có thể gây tổn thương gan và thận, đồng thời làm rối loạn hấp thu các vi chất khác, đặc biệt là đồng (copper), dẫn đến thiếu máu và rối loạn thần kinh.

Nguồn thực phẩm giàu kẽm

Quý vị có thể lấy kẽm bằng nhiều nguồn thực phẩm khác nhau trong khẩu phần hằng ngày. Thịt là nguồn kẽm quan trọng, bao gồm thịt bò, thịt lợn và thịt gà, với khả năng hấp thu tốt. Hải sản, đặc biệt là hàu, cùng với cua, tôm và cá, là những nguồn kẽm rất giàu và sinh khả dụng cao.

Ngoài ra, các loại hạt như hạt bí ngô, hạt chia và hạt điều cung cấp lượng kẽm đáng kể, đồng thời mang lại chất béo lành mạnh.

Sữa và các sản phẩm từ sữa như sữa, phô mai và sữa chua cũng đóng góp kẽm ở mức vừa phải, đặc biệt hữu ích cho trẻ em và người cao tuổi. Ngũ cốc nguyên hạt như lúa mì, yến mạch và quinoa, cùng với các loại đậu như đậu Hà Lan, đậu lăng và đậu xanh, là nguồn kẽm quan trọng trong chế độ ăn thực vật. Một số rau xanh như rau bina và cải bó xôi cũng chứa kẽm, tuy với hàm lượng thấp hơn nhưng góp phần bổ sung vi chất khi được sử dụng thường xuyên.

Việc kết hợp đa dạng các nhóm thực phẩm trên giúp duy trì nồng độ kẽm cân bằng, hỗ trợ miễn dịch, tăng trưởng và quá trình lành vết thương, đồng thời tránh nguy cơ thiếu hoặc thừa kẽm trong cơ thể.

5.3.3. Đồng (Copper)

Đồng là một khoáng chất vi lượng quan trọng, tham gia vào nhiều quá trình sinh học giúp cơ thể hoạt động chúng ta hiệu quả, dù thường bị ít chú ý hơn so với các khoáng chất khác. Thực tế, cả thiếu và thừa đồng đều có thể dẫn đến những rối loạn nghiêm trọng, ảnh hưởng đến hệ tạo máu, thần kinh và chuyển hóa. Vì vậy, duy trì cân bằng đồng trong cơ thể là yếu tố then chốt đối với sức khỏe lâu dài.

Đồng tham gia trực tiếp vào cấu trúc và hoạt động của nhiều enzyme quan trọng, đặc biệt là các enzyme liên quan đến phản ứng oxy hóa – khử trong tế bào. Thông qua các enzyme này, đồng đóng vai trò thiết yếu trong sản xuất năng lượng, góp phần tạo ra ATP, nguồn năng lượng chính cho mọi hoạt động sống của tế bào. Bên cạnh đó, đồng còn cần thiết cho sự hình thành mô liên kết và collagen, giúp duy trì độ bền và đàn hồi của da, xương và mạch máu.

Một chức năng quan trọng khác của đồng là hỗ trợ hấp thu và sử dụng sắt. Đồng tham gia vào quá trình vận chuyển sắt và hỗ trợ tổng hợp hemoglobin và myoglobin, từ đó góp phần phòng ngừa thiếu máu và đảm bảo vận chuyển oxy hiệu quả trong cơ thể. Ngoài ra, đồng còn giữ vai trò thiết yếu trong chức năng và sự phát triển của hệ thần kinh, tham gia vào quá trình dẫn truyền thần kinh và duy trì cấu trúc bao myelin. Thiếu đồng kéo dài có thể dẫn đến rối loạn thần kinh, thiếu máu và suy giảm miễn dịch, trong khi thừa đồng có thể gây độc cho gan và não.

Mức đồng trong máu bình thường: 70 - 140 µg/dL (11 - 22 µmol/L)

Thiếu và thừa đồng trong máu có những triệu chứng khác nhau.

Nồng độ đồng trong máu chúng ta phản ánh tình trạng cân bằng của một vi chất quan trọng, có ảnh hưởng trực tiếp đến hệ tạo máu, miễn dịch và thần kinh. Khi mức đồng thấp hơn ngưỡng bình thường, cơ thể chúng ta có thể rơi vào tình trạng thiếu đồng (copper deficiency).

Nguyên nhân thường gặp bao gồm chế độ ăn thiếu hụt đồng, hấp thu kém do các bệnh lý đường ruột như bệnh celiac hoặc viêm ruột mạn tính, cũng như sử dụng kéo dài các thuốc kháng acid làm giảm hấp thu khoáng chất. Ngoài ra, bổ sung kẽm liều cao trong thời gian dài cũng có thể gây thiếu đồng do cạnh tranh hấp thu tại ruột.

Các triệu chứng của thiếu đồng thường không rõ ràng, nhưng có thể nghiêm trọng, bao gồm thiếu máu, giảm bạch cầu, suy giảm hệ miễn dịch, mệt mỏi kéo dài, loạn nhịp tim, và các rối loạn thần kinh như tê bì, yếu tay chân, hoặc rối loạn thăng bằng khi đi đứng. Nếu quý vị không được phát hiện và điều chỉnh kịp thời, thiếu đồng kéo dài có thể dẫn đến tổn thương thần kinh không hồi phục. Lưu ý các triệu chứng này có thể do những lý do khác nhau nhiễm trùng, thiếu khoáng chất khác nên quý vị cần gặp bác sĩ để được chẩn đoán đúng.

Ngược lại, khi mức đồng vượt quá ngưỡng bình thường, cơ thể có thể bị thừa đồng hoặc ngộ độc đồng (copper toxicity). Ví dụ điển hình nhất là bệnh Wilson, một rối loạn di truyền hiếm gặp khiến đồng tích tụ quá mức trong gan, não và các mô khác. Ngoài ra, sử dụng quá liều các chế phẩm bổ sung đồng hoặc tiếp xúc với đồng công nghiệp cũng có thể dẫn đến thừa đồng. Các triệu chứng của ngộ độc đồng bao gồm buồn nôn, nôn, đau bụng, và về lâu dài có thể gây tổn thương gan, rối loạn thần kinh, thậm chí đe dọa tính mạng nếu không được điều trị kịp thời.

Nguồn thực phẩm giàu đồng

Đồng hiện diện trong nhiều loại thực phẩm tự nhiên và có thể được cung cấp đầy đủ thông qua chế độ ăn cân đối. Hải sản như hàu, tôm và cua là những nguồn đồng sinh khả dụng cao. Các loại hạt bao gồm hạnh nhân, hạt điều và hạt hướng dương cũng cung cấp lượng đồng đáng kể, đồng thời mang lại chất béo lành mạnh.

Bên cạnh đó, ngũ cốc nguyên hạt như lúa mì, yến mạch và quinoa, cùng với các loại đậu như đậu lăng, đậu xanh và đậu đen, là những nguồn đồng quan trọng trong khẩu phần hằng ngày, đặc biệt đối với người ăn chay. Gan và các nội tạng động vật, chẳng hạn như gan bò và gan gà, là nguồn đồng rất giàu nhưng nên sử dụng với lượng vừa phải. Ngoài ra, sô cô la đen và trái cây khô như nho khô và mơ khô cũng là những thực phẩm cung cấp đồng tự nhiên. Việc kết hợp đa dạng các nhóm thực phẩm này giúp duy trì nồng độ đồng cân bằng, hỗ trợ tạo máu, miễn dịch và chức năng thần kinh, đồng thời tránh nguy cơ thiếu hoặc thừa đồng trong cơ thể.

5.3.4. Mangan (Manganese)

Mangan là một khoáng chất vi lượng thiết yếu, tham gia vào nhiều quá trình sinh học quan trọng giúp cơ thể hoạt động bình thường. Trong thực tế chữa bệnh, mangan có thể dễ bị thiếu hụt ở những người trải qua bệnh nặng như vào ICU, hay khi nhập viện kéo dài, hay ở viện dưỡng lão do ăn uống kém hoặc rối loạn hấp thu. Vì vậy, sau khi xuất viện hoặc trong giai đoạn hồi phục sau bệnh, quý vị chú ý bổ sung mangan thông qua chế độ ăn hoặc kiểm tra nồng độ xem mình có thiếu hay không.

Mangan đóng vai trò quan trọng trong chức năng enzyme, là thành phần cần thiết cho hoạt động của nhiều enzyme tham gia vào chuyển hóa carbohydrate, amino acid và cholesterol. Nhờ đó, mangan góp phần duy trì các quá trình chuyển hóa nền tảng và cân bằng nội môi của cơ thể. Ngoài ra, mangan còn tham gia vào hệ thống chống oxy hóa, là thành phần cấu tạo của enzyme superoxide dismutase (SOD) trong ty thể, giúp bảo vệ tế bào khỏi tổn thương do các gốc tự do, đặc biệt trong các tình trạng viêm và stress oxy hóa.

Bên cạnh đó, mangan có vai trò trong phát triển và duy trì sức khỏe xương, tham gia vào quá trình hình thành mô xương và mô liên kết. Khoáng chất này cũng hỗ trợ chuyển hóa năng lượng, góp phần giúp cơ thể sử dụng hiệu quả chất dinh dưỡng để tạo năng lượng cho hoạt động sống hằng ngày. Thiếu mangan kéo dài có thể ảnh hưởng đến xương, chuyển hóa và khả năng chống oxy hóa của cơ thể.

Nguồn thực phẩm giàu mangan

Mangan có mặt trong nhiều loại thực phẩm tự nhiên và dễ bổ sung thông qua chế độ ăn hằng ngày. Ngũ cốc nguyên hạt như lúa mì, yến mạch và gạo lứt là những nguồn mangan quan trọng, đồng thời cung cấp chất xơ và các vi chất khác. Các loại hạt như hạnh nhân, hạt điều và hạt óc chó cũng chứa lượng mangan đáng kể và mang lại chất béo lành mạnh.

Ngoài ra, rau lá xanh như rau bina và cải xoăn, cùng với các loại đậu như đậu xanh, đậu đen và đậu lăng, là những nguồn mangan tốt, đặc biệt phù hợp cho chế độ ăn thực vật. Một số loại trái cây như quả mâm xôi, dâu tây và dứa cũng góp phần bổ sung mangan cho khẩu phần ăn. Bên cạnh đó, trà, đặc biệt là trà đen và trà xanh, là nguồn mangan đáng kể và thường xuyên được sử dụng trong đời sống hằng ngày.

Thiếu hay thừa mangan có thể có những triệu chứng khác nhau.

Thiếu mangan là tình trạng rất hiếm gặp ở người khỏe mạnh, nhưng có thể xảy ra ở những người ăn uống kém kéo dài, rối loạn hấp thu, suy dinh dưỡng, hoặc sau bệnh nặng và nhập viện dài ngày. Khi thiếu mangan, cơ thể có thể xuất hiện nhiều rối loạn do khoáng chất này tham gia vào chuyển hóa và cấu trúc tế bào. Các biểu hiện thường gặp bao gồm yếu cơ và co giật, phản ánh vai trò của mangan trong chức năng thần kinh – cơ. Ngoài ra, thiếu mangan còn có thể góp phần gây loãng xương, do mangan cần thiết cho quá trình hình thành và duy trì cấu trúc xương.

Bên cạnh đó, thiếu mangan có thể dẫn đến rối loạn chuyển hóa, ảnh hưởng đến quá trình chuyển hóa carbohydrate và lipid, từ đó làm giảm hiệu quả sử dụng năng lượng của cơ thể. Một số trường hợp còn ghi nhận suy giảm chức năng thần kinh, biểu hiện bằng mệt mỏi, giảm tập trung hoặc các rối loạn thần kinh nhẹ, đặc biệt ở người cao tuổi và bệnh nhân mạn tính.

Triệu chứng khi thừa (ngộ độc) mangan

Ngược lại, ngộ độc mangan có thể xảy ra khi tiếp xúc hoặc bổ sung mangan liều cao trong thời gian dài, đặc biệt trong môi trường công nghiệp hoặc do sử dụng thực phẩm bổ sung không kiểm soát. Tổn thương nổi bật nhất của ngộ độc mangan là hệ thần kinh trung ương. Người bệnh có thể xuất hiện các triệu chứng giống bệnh Parkinson, bao gồm run rẩy, cứng cơ, chậm chạp trong vận động và khó kiểm soát cử động.

Ngoài các rối loạn vận động, ngộ độc mangan còn có thể gây vấn đề về tâm thần, như suy giảm trí nhớ, lo âu, khó tập trung và thay đổi hành vi. Trong các trường hợp hít phải bụi mangan kéo dài, thường gặp ở môi trường công nghiệp, người bệnh còn có thể xuất hiện rối loạn hô hấp, gây ho, khó thở và tổn thương phổi.

5.3.5. I-ốt (Iodine)

I-ốt là một khoáng chất thiết yếu, đóng vai trò trung tâm trong hoạt động của tuyến giáp và ảnh hưởng sâu rộng đến nhiều quá trình sinh học quan trọng. Cơ thể cần i-ốt để sản xuất hormone tuyến giáp, bao gồm thyroxine (T4) và triiodothyronine (T3), hai hormone chịu trách nhiệm điều hòa hầu hết các hoạt động chuyển hóa. Khi thiếu hoặc dư i-ốt, quá trình sản xuất hormone tuyến giáp bị rối loạn, có thể dẫn đến những bệnh lý nghiêm trọng ảnh hưởng toàn thân.

Một trong những chức năng quan trọng nhất của i-ốt là điều hòa chuyển hóa năng lượng, thông qua việc kiểm soát tốc độ chuyển hóa cơ bản của cơ thể. Nhờ đó, i-ốt ảnh hưởng đến cân nặng, nhịp tim, thân nhiệt và mức năng lượng hằng ngày. Ngoài ra, i-ốt đóng vai trò đặc biệt quan trọng trong phát triển não bộ, nhất là trong thai kỳ và thời thơ ấu. Thiếu i-ốt trong giai đoạn này có thể gây chậm phát triển trí tuệ, ảnh hưởng lâu dài đến khả năng học tập và nhận thức.

Bên cạnh đó, i-ốt còn tham gia vào quá trình điều hòa nhiệt độ cơ thể, giúp cơ thể thích nghi với môi trường và duy trì trạng thái sinh lý ổn định. Vì vậy, việc duy trì lượng i-ốt đầy đủ và cân bằng là yếu tố then chốt để bảo vệ sức khỏe tuyến giáp và toàn bộ hệ thống chuyển hóa.

Nguồn thực phẩm giàu i-ốt

I-ốt có thể được cung cấp thông qua nhiều nguồn thực phẩm khác nhau trong khẩu phần ăn hằng ngày. Hải sản là nguồn i-ốt tự nhiên phong phú, bao gồm cá biển, tôm, cua, và đặc biệt là rong biển như tảo bẹ (kelp) và nori. Các sản phẩm từ sữa như sữa, phô mai và sữa chua cũng cung cấp lượng i-ốt đáng kể, nhất là ở những quốc gia có bổ sung i-ốt trong thức ăn chăn nuôi.

Ngoài ra, trứng, đặc biệt là lòng đỏ trứng, là nguồn i-ốt dễ hấp thu. Muối i-ốt là phương tiện bổ sung i-ốt phổ biến và hiệu quả trong cộng đồng, giúp phòng ngừa các rối loạn do thiếu i-ốt. Một số rau xanh như rau cải xoăn và rau bina, cùng với ngũ cốc và bánh mì được tăng cường i-ốt, cũng góp phần bổ sung khoáng chất này trong khẩu phần ăn hằng ngày.

Liều dùng thích hợp theo khuyến nghị của Viện Y tế Quốc gia Mỹ (NIH):

- Người lớn: 150 mcg/ngày.
- Phụ nữ mang thai: 220 mcg/ngày.
- Phụ nữ cho con bú: 290 mcg/ngày.
- Trẻ em: Tùy theo độ tuổi, từ 90-120 mcg/ngày.

Thiếu hay thừa I-ốt có những triệu chứng khác nhau

Thiếu i-ốt là nguyên nhân quan trọng gây ra các rối loạn chức năng tuyến giáp và có thể để lại hậu quả lâu dài nếu không được phát hiện và điều chỉnh kịp thời. Biểu hiện thường gặp nhất của thiếu i-ốt là suy giáp, với các triệu chứng điển hình như mệt mỏi kéo dài, tăng cân không rõ nguyên nhân, cảm giác lạnh ở tay chân, da khô và táo bón. Khi tình trạng thiếu i-ốt kéo dài, tuyến giáp có thể phình to để bù trừ, dẫn đến bướu cổ, gây mất thẩm mỹ và trong một số trường hợp có thể chèn ép đường thở hoặc thực quản.

Ở trẻ em, thiếu i-ốt đặc biệt nguy hiểm vì có thể gây chậm phát triển thể chất và trí tuệ. Trẻ có thể chậm lớn, giảm khả năng học tập và suy giảm chức năng nhận thức. Ngoài ra, thiếu i-ốt còn có thể dẫn đến rối loạn chức năng thần kinh ở cả trẻ em và người lớn, biểu hiện bằng suy giảm trí nhớ, giảm khả năng tập trung và học tập, ảnh hưởng đáng kể đến chất lượng sống và hiệu quả lao động.

Triệu chứng khi thừa (ngộ độc) i-ốt

Ngược lại, ngộ độc i-ốt có thể xảy ra khi tiêu thụ i-ốt quá mức, thường do lạm dụng thực phẩm bổ sung hoặc sử dụng quá nhiều các sản phẩm giàu i-ốt trong thời gian dài. Một hậu quả thường gặp là cường giáp, với các triệu chứng như tăng nhịp tim, hồi hộp, lo lắng, mất ngủ và sụt cân mặc dù ăn uống bình thường hoặc tăng.

Ngoài các rối loạn nội tiết, dư thừa i-ốt còn có thể gây kích ứng niêm mạc, dẫn đến viêm và kích ứng niêm mạc miệng và dạ dày, gây cảm giác buồn nôn, khó chịu vùng thượng vị. Một số người còn xuất hiện phát ban da hoặc các phản ứng ngoài da, biểu hiện bằng ngứa, đỏ hoặc nổi ban.

Tôi có nên ăn đồ biển thường xuyên? Có thể ảnh hưởng đến i-ốt không?

Đồ biển là một trong những nguồn dinh dưỡng tự nhiên quan trọng nhất cung cấp i-ốt, khoáng chất thiết yếu cho hoạt động của tuyến giáp và chuyển hóa toàn thân. I-ốt có mặt với hàm lượng cao trong cá biển, tôm, cua, sò, hàu và đặc biệt là rong biển, nhờ môi trường nước mặn giàu i-ốt. Quý vị ăn đồ biển hằng tuần giúp phòng ngừa hiệu quả các rối loạn do thiếu i-ốt, nhất là suy giáp và bướu cổ.

Tuy nhiên, quý vị lưu ý rằng không phải càng ăn nhiều đồ biển thì càng tốt. Một số thực phẩm như rong biển (đặc biệt là tảo bẹ/kelp) có thể chứa lượng i-ốt rất cao, nếu dùng thường xuyên hoặc với liều lớn có thể dẫn đến dư thừa i-ốt, gây rối loạn chức năng tuyến giáp, đặc biệt ở người có bệnh tuyến giáp nền. Quý vị nên ăn đồ biển đa dạng, điều độ, kết hợp với các nguồn thực phẩm khác và không lạm dụng thực phẩm bổ sung i-ốt khi không có chỉ định y tế.

5.3.6. Selen (Selenium)

Selen là một khoáng chất vi lượng thiết yếu, nhưng thường ít khi nào nghe nói đến. Selen tham gia vào nhiều chức năng sinh học quan trọng của cơ thể. Trên thực tế, thiếu selen rất hiếm khi gặp đặc biệt ở những quốc gia có chế độ ăn giàu đồ biển như Hoa Kỳ hay Việt Nam. Ở các khu vực khác trên thế giới, việc ăn hải sản đều đặn mỗi tháng cũng đủ giúp ngăn ngừa nguy cơ thiếu hụt khoáng chất này.

Một trong những vai trò quan trọng nhất của selen là chống oxy hóa. Selen là thành phần cấu tạo của enzyme glutathione peroxidase, giúp trung hòa các gốc tự do và bảo vệ tế bào khỏi tổn thương oxy hóa, từ đó góp phần làm chậm quá trình lão hóa và giảm nguy cơ mắc các bệnh mạn tính. Ngoài ra, selen còn giữ vai trò thiết yếu trong chức năng tuyến giáp, tham gia vào quá trình sản xuất và chuyển hóa hormon tuyến giáp, giúp duy trì chuyển hóa năng lượng và cân bằng nội tiết.

Bên cạnh đó, selen hỗ trợ hệ miễn dịch, giúp tăng cường khả năng chống lại nhiễm trùng và điều hòa phản ứng viêm của cơ thể. Khoáng chất này cũng có vai trò quan trọng trong chức năng sinh sản, cần thiết cho sức khỏe sinh sản ở cả nam và nữ, bao gồm chất lượng tinh trùng ở nam giới và chức năng sinh sản ở nữ giới. Thiếu selen kéo dài có thể ảnh hưởng đến miễn dịch, tuyến giáp và khả năng sinh sản.

Các nguồn thực phẩm giàu selen

Selen hiện diện trong nhiều loại thực phẩm tự nhiên và dễ dàng bổ sung thông qua chế độ ăn cân đối. Hải sản là nguồn selen phong phú, bao gồm cá ngừ, cá hồi, tôm và cua, vừa cung cấp selen vừa giàu protein và acid béo omega-3. Các loại hạt, đặc biệt là hạt Brazil, là một trong những nguồn selen cao nhất, trong khi hạt hướng dương cũng cung cấp lượng selen đáng kể.

Ngoài ra, thịt và nội tạng động vật như gan, thận, thịt bò và thịt gà là những nguồn selen sinh khả dụng cao. Ngũ cốc và hạt như gạo lứt, lúa mì và yến mạch góp phần bổ sung selen trong khẩu phần ăn hằng ngày, đặc biệt ở người ăn ít thịt cá. Trứng, nhất là lòng đỏ trứng, cùng với sữa và các sản phẩm từ sữa như sữa, phô mai và sữa chua, cũng là những nguồn selen dễ tiếp cận.

Quý vị cần hết sức thận trọng khi tự ý mua và sử dụng các sản phẩm bổ sung selen, đặc biệt là các sản phẩm được quảng cáo tràn lan trên mạng. Ở những quý vị đã có mức selen trong cơ thể đã bình thường, việc bổ sung selen không cần thiết không những không mang lại lợi ích mà còn có thể dẫn đến ngộ độc selen, gây ra các tác dụng phụ như rối loạn tiêu hóa, rụng tóc, tổn thương thần kinh và ảnh hưởng đến gan.

Ngoài ra, selen có thể tương tác với một số loại thuốc, đặc biệt là thuốc chống đông máu, làm tăng nguy cơ chảy máu hoặc thay đổi hiệu quả điều trị. Do đó, những người đang sử dụng thuốc điều trị mạn tính không nên tự ý bổ sung selen mà không có sự tư vấn của nhân viên y tế.

Đối với người mắc bệnh thận, việc đào thải khoáng chất có thể bị suy giảm, khiến selen dễ tích tụ trong cơ thể. Vì vậy, nhóm quý vị này cần tham khảo ý kiến bác sĩ hoặc chuyên gia y tế trước khi sử dụng bất kỳ chế phẩm bổ sung selen nào.

5.3.7. Fluoride

Fluoride là một khoáng chất vi lượng quan trọng, đặc biệt cần thiết cho sức khỏe răng miệng và xương. Vai trò nổi bật nhất của fluoride là ngăn ngừa sâu răng thông qua việc làm cứng men răng, tăng khả năng chống lại sự tấn công của acid do vi khuẩn trong khoang miệng tạo ra. Nhiều nghiên cứu cho thấy fluoride không chỉ giúp ức chế sự phát triển của vi khuẩn gây sâu răng, mà còn bảo vệ vùng chân răng, nơi dễ bị tổn thương, nhất là ở người lớn tuổi.

Bên cạnh đó, fluoride tham gia vào quá trình tái khoáng hóa men răng, giúp sửa chữa các tổn thương vi thể trên bề mặt răng trước khi chúng tiến triển thành sâu răng thực sự. Ngoài vai trò đối với răng, fluoride còn góp phần vào quá trình hình thành và duy trì xương chắc khỏe, hỗ trợ cấu trúc xương khi được cung cấp ở liều lượng phù hợp. Tuy nhiên, cũng cần lưu ý rằng fluoride chỉ có lợi khi được sử dụng đúng liều, vì thiếu hoặc thừa fluoride đều có thể gây ảnh hưởng xấu đến sức khỏe.

Nguồn thực phẩm và sản phẩm cung cấp fluoride

Nguồn fluoride quan trọng nhất trong đời sống hằng ngày là nước uống tại Hoa Kỳ, đặc biệt là nước uống công cộng đã được bổ sung fluoride theo tiêu chuẩn y tế cộng đồng. Trà, nhất là trà đen và trà xanh, cũng là nguồn fluoride tự nhiên đáng kể do cây trà hấp thu fluoride từ đất. Ngoài ra, cá và hải sản như cá thu, cá hồi và cá mòi cung cấp fluoride cùng với nhiều dưỡng chất có lợi khác.

Một số thực phẩm chế biến có thể chứa fluoride nếu được sản xuất từ nguồn nước có bổ sung fluoride. Bên cạnh nguồn từ thực phẩm và nước uống, kem đánh răng và nước súc miệng có fluoride đóng vai trò quan trọng trong việc bảo vệ răng tại chỗ, giúp phòng ngừa sâu răng hiệu quả khi được sử dụng đúng cách. Việc kết hợp nguồn fluoride từ nước uống, thực phẩm và chăm sóc răng miệng hằng ngày là chiến lược tối ưu để duy trì răng chắc khỏe và giảm nguy cơ sâu răng lâu dài.

Thiếu và thừa (ngộ độc) fluoride có những triệu chứng khác nhau.

Ngày nay, thiếu fluoride là tình trạng rất hiếm gặp trong thực hành lâm sàng, đặc biệt ở những khu vực có sử dụng nước uống hoặc sản phẩm chăm sóc răng miệng chứa fluoride. Vì vậy, thiếu fluoride chỉ được xem là chẩn đoán loại trừ (exclusion diagnosis), tức là BS chỉ được nghĩ đến sau khi đã loại bỏ các nguyên nhân gây ra răng yếu hoặc viêm răng, như vệ sinh răng miệng kém, thiếu canxi, thiếu vitamin D, bệnh nha chu, trào ngược dạ dày–thực quản, hoặc các bệnh lý toàn thân ảnh hưởng đến men răng.

Trong những trường hợp hiếm hoi thiếu fluoride, người bệnh có thể có nguy cơ sâu răng tăng cao, do men răng yếu và dễ bị acid phá hủy. Ngoài ra, răng có thể kém chắc, dễ mòn và dễ tổn thương hơn trước các tác động cơ học và hóa học. Tuy nhiên, các biểu hiện này không đặc hiệu và cần được đánh giá toàn diện trước khi quy kết nguyên nhân là thiếu fluoride.

Triệu chứng khi ngộ độc fluoride

Ngược lại, ngộ độc fluoride có thể xảy ra khi quý vị tiêu thụ fluoride quá mức, đặc biệt là do uống nước chứa fluoride nồng độ cao, nuốt kem đánh răng ở trẻ em, hoặc sử dụng không kiểm soát các sản phẩm bổ sung fluoride. Biểu hiện thường gặp nhất là fluorosis răng, với các đốm trắng trên bề mặt răng, thường xuất hiện ở trẻ em trong giai đoạn răng đang phát triển. Ở mức độ nặng hơn, răng có thể bị ố vàng hoặc nâu, ảnh hưởng đến thẩm mỹ và cấu trúc răng.

Khi tiêu thụ liều fluoride lớn trong thời gian ngắn, người bệnh có thể xuất hiện đau dạ dày, buồn nôn, nôn ói và khó chịu tiêu hóa. Trong trường hợp ngộ độc fluoride mạn tính, đặc biệt ở những khu vực có nguồn nước nhiễm fluoride cao, fluoride có thể tích tụ trong xương, dẫn đến rối loạn cấu trúc xương, loãng xương, đau xương và tổn thương xương.

5.4. TÀI LIỆU THAM KHẢO

American Journal of Clinical Nutrition. Iron, Zinc, and Magnesium Status in Vegetarians.

Block, R., & Levitan, A. (2016). *The Vitamin Solution: Two Doctors Clear the Confusion about Vitamins and Your Health*. HarperOne.

Institute of Medicine (US). Dietary Reference Intakes for Calcium, Phosphorus, Magnesium, Vitamin D, and Fluoride. National Academies Press.

Murray, M. T. (2000). *The Pill Book Guide to Natural Medicines: Vitamins, Minerals, Nutritional Supplements, Herbs, and Other Natural Products*. Bantam.

Nutrients. The Role of Minerals in Energy Metabolism and Well-Being.

Price, W. A. (2010). *Nutrition and Physical Degeneration: A Comparison of Primitive and Modern Diets and Their Effects*. Benediction Classics.

PHẦN 3

Các chế độ dinh dưỡng

"Một chế độ dinh dưỡng tốt cho người này có thể không tốt cho người khác vì cơ địa mỗi người khác nhau"

Tìm kiếm trên mạng, quý vị sẽ thấy hàng chục chế độ dinh dưỡng khác nhau, mức độ quảng cáo khác nhau, và hiệu quả khác nhau. Thực tế, sẽ không có một công thức chung giảm cân cho tất cả mọi người. Một người Việt tại Mỹ sẽ cần chế độ dinh dưỡng kiêng khác với người Việt tại Việt Nam vì đồ ăn tại hai nơi khác nhau, môi trường sống khác nhau và cách vận động khác nhau.

Trong phần này, tôi phân tích các chế độ dinh dưỡng kiêng nổi tiếng, kèm theo các dẫn chứng khoa học. Điều quan trọng là quý vị cần phải nói chuyện với bác sĩ của mình về dinh dưỡng và giảm cân vì mỗi người sẽ có cách giảm cân khác nhau. Chọn cách giảm cân nào phù hợp nhất với sự hướng dẫn của bác sĩ.

Chương 6: Dinh dưỡng kháng viêm (Anti-inflammatory diet)

6.1. CHẾ ĐỘ DINH DƯỠNG KHÁNG VIÊM LÀ GÌ?

Đây là chế độ dinh dưỡng rất được ưa chuộng ở thời điểm này, khi chúng ta bắt đầu hiểu biết nhiều hơn về vệ miễn dịch, về cơ thể của chúng ta, đặc biệt là cách hệ miễn dịch bảo vệ chúng ta trước nhiễm trùng và vi khuẩn. Hiện tượng viêm (inflammation) là một phản ứng tự nhiên của cơ thể đối với tổn thương hoặc nhiễm trùng bằng cách tập hợp các nhân tố của hệ miễn dịch giúp bảo vệ, và chữa lành các tế bào bị tổn thương.

Tuy nhiên, khi cơ thể chúng ta thường xuyên ở chế viêm mạn tính có thể gây ra nhiều vấn đề sức khỏe như bệnh tim mạch, tiểu đường, ung thư và các bệnh tự miễn. Hiểu đơn giản, viêm làm cơ thể chúng ta "nóng" liên tục, như một chiếc máy không có thời gian nghỉ ngơi làm "mát", khiến cho chúng ta mau mòn và yếu hơn.

Chế độ dinh dưỡng chống viêm:

Là chế độ dinh dưỡng tập trung vào các loại thực phẩm có khả năng giảm viêm sưng và ngăn ngừa viêm mạn tính. chế độ dinh dưỡng này thường giàu chất chống oxy hóa, nhiều rau cải tươi, nhiều chất xơ và các chất dinh dưỡng có lợi khác. Chế độ dinh dưỡng này đặc biệt phù hợp với người mắc bệnh viêm sưng mạn tính như viêm khớp dạng thấp (Rheumatoid Arthritis) hay bệnh vảy nến (Psoriasis)

6.2. LỢI ÍCH CỦA DINH DƯỠNG KHÁNG VIÊM

Nhiều nghiên cứu cho thấy chế độ dinh dưỡng chống viêm mang lại lợi ích rõ rệt, đặc biệt đối với bệnh nhân mắc các bệnh mạn tính như gout, viêm khớp dạng thấp, vảy nến, lupus và các bệnh tim mạch. Chế độ này thường tập trung vào thực phẩm tự nhiên, giàu chất xơ, omega-3 và chất chống oxy hóa, giúp giảm viêm toàn thân và cải thiện sức khỏe lâu dài.

1. Giảm nguy cơ bệnh tim mạch:

Chế độ dinh dưỡng kháng viêm có thể giúp giảm LDL (cholesterol xấu), tăng HDL (cholesterol tốt), cải thiện huyết áp và giảm xơ vữa động mạch. Nhiều nghiên cứu cho thấy thực phẩm giàu omega-3 (như cá hồi, cá thu, hạt chia) và chất xơ góp phần giảm viêm, bảo vệ thành mạch máu và giảm nguy cơ nhồi máu cơ tim hoặc đột quỵ.

2. Kiểm soát tiểu đường hiệu quả:

Nhờ hạn chế đường đơn và ưu tiên chất xơ, chế độ chống viêm giúp ổn định đường huyết và cải thiện độ nhạy insulin. Các nghiên cứu cho thấy chế độ ăn giàu chất xơ, ít carbohydrate tinh chế có hiệu quả trong việc kiểm soát đường huyết và giảm nguy cơ tiểu đường type 2. Điều này đặc biệt hữu ích cho bệnh nhân tiền tiểu đường hoặc đang điều trị bệnh.

3. Giảm nguy cơ ung thư:

Chất chống oxy hóa trong rau củ, trái cây, hạt và gia vị tự nhiên giúp trung hòa gốc tự do - tác nhân gây tổn thương DNA và dẫn đến ung thư. Nhiều nghiên cứu quan sát lớn ghi nhận rằng chế độ ăn giàu rau xanh, trái cây đa màu sắc và ngũ cốc nguyên hạt có liên quan đến nguy cơ thấp hơn đối với nhiều loại ung thư, bao gồm ung thư đại tràng, vú và dạ dày.

4. Cải thiện sức khỏe não bộ:

Thực phẩm chống viêm như cá béo, quả óc chó, dầu ô liu, rau cải xanh và trái cây họ mọng chứa nhiều omega-3, polyphenol và chất chống oxy hóa có lợi cho não. Các nghiên cứu cho thấy chế độ ăn này có thể giảm nguy cơ sa sút trí tuệ, làm chậm quá trình lão hóa não, và hỗ trợ phòng ngừa Alzheimer - Parkinson.

5. Giảm triệu chứng viêm khớp và bệnh tự miễn:

Chế độ dinh dưỡng chống viêm đặc biệt thích hợp cho bệnh nhân bị viêm khớp dạng thấp, gout, lupus, vảy nến và các bệnh tự miễn khác.

Omega-3 giúp giảm sưng đau, trong khi hạn chế chất béo bão hòa và đường tinh luyện giúp giảm phản ứng viêm toàn thân. Các nghiên cứu cho thấy chế độ ăn giàu omega-3, ít chất béo bão hòa giúp giảm đau khớp, cứng khớp buổi sáng và cải thiện chất lượng cuộc sống của bệnh nhân.

6.3. THỰC PHẨM NÊN ĂN VÀ TRÁNH

Thực phẩm nên ăn trong chế độ dinh dưỡng chống viêm

Để giảm viêm và cải thiện sức khỏe lâu dài, chế độ dinh dưỡng chống viêm tập trung vào thực phẩm tự nhiên, giàu chất xơ, omega-3 và chất chống oxy hóa. Đây là nhóm thực phẩm giúp giảm viêm toàn thân, ổn định đường huyết và bảo vệ tim mạch.

1. **Trái cây và rau củ**: Quả mọng (dâu tây, việt quất), cam, rau lá xanh, bông cải xanh, cà rốt đều chứa nhiều chất chống oxy hóa và chất xơ giúp giảm viêm, tăng sức đề kháng và bảo vệ tế bào khỏi tổn thương.
2. **Cá biển giàu omega-3:** Cá hồi, cá thu, cá trích là nguồn omega-3 tự nhiên giúp giảm viêm, cải thiện lipid máu và bảo vệ tim mạch. Đây là nhóm thực phẩm quan trọng cho bệnh nhân viêm khớp, vảy nến và lupus.
3. **Các loại hạt và hạt giống:** Hạt lanh, hạt chia, hạnh nhân và óc chó chứa chất béo không bão hòa, chất xơ và protein thực vật. Những dưỡng chất này giúp giảm cholesterol xấu (LDL) và hỗ trợ kiểm soát đường huyết.
4. **Dầu ô liu nguyên chất:** Giàu chất béo không bão hòa đơn và hợp chất chống oxy hóa *oleocanthal*, dầu ô liu có tác dụng chống viêm tương tự như các thuốc NSAIDs liều thấp.

5. **Ngũ cốc nguyên hạt:** Gạo lứt, quinoa, lúa mạch và yến mạch cung cấp chất xơ, vitamin nhóm B và các chất dinh dưỡng giúp giảm viêm và ổn định đường huyết tốt hơn so với ngũ cốc tinh chế.
6. **Thảo mộc và gia vị:** Nghệ, gừng, tỏi chứa nhiều hợp chất sinh học như curcumin và allicin có tác dụng chống viêm tự nhiên, hỗ trợ giảm triệu chứng đau khớp và tăng cường sức khỏe miễn dịch.
7. **Đậu và các sản phẩm từ đậu:** Đậu lăng, đậu đen, đậu hũ cung cấp nhiều protein thực vật và chất xơ, giúp giảm cholesterol, cải thiện tiêu hóa và giảm phản ứng viêm.

Thực phẩm cần tránh trong chế độ chống viêm

Để đạt hiệu quả tối ưu, người theo chế độ chống viêm cần hạn chế các thực phẩm có khả năng làm tăng viêm, tăng đường huyết hoặc tăng mỡ máu.

1. **Thực phẩm chế biến sẵn và nhiều đường:** Đồ uống có đường, bánh kẹo, thức ăn nhanh chứa nhiều đường đơn, chất béo xấu và phụ gia gây tăng viêm toàn thân.
2. **Chất béo bão hòa và chất béo chuyển hóa:** Thịt đỏ nhiều mỡ, bơ, mỡ động vật và thực phẩm chiên rán làm tăng LDL, thúc đẩy viêm và tăng nguy cơ tim mạch.
3. **Thực phẩm giàu đường đơn giản:** Bánh mì trắng, mì ống trắng, gạo trắng làm tăng đường huyết nhanh, gây tăng insulin và tăng phản ứng viêm.
4. **Rượu và đồ uống có cồn:** Uống nhiều rượu làm tăng viêm, tổn thương gan, tăng triglyceride và ảnh hưởng tiêu cực đến miễn dịch.

6.4. BỮA ĂN MẪU

- Menu món ăn:
    - Bữa sáng: Yến mạch nấu với sữa hạnh nhân, hạt chia, quả mọng và mật ong.

- Bữa trưa: Salad rau xanh với cá hồi nướng, hạt hạnh nhân, dầu ô liu và nước chanh.
- Bữa tối: Gà nướng với rau củ hấp (bông cải xanh, cà rốt, bí ngòi) và quinoa.
- Bữa phụ: Trái cây tươi (táo, cam) và một nắm hạt óc chó.

- **Kế hoạch bữa ăn mẫu cho một tuần:**
  - **Ngày 1:**
    - Sáng: Sinh tố xanh (rau bina, chuối, táo, hạt lanh)
    - Trưa: Gà nướng với bông cải xanh và quinoa
    - Tối: Cá hồi nướng với rau củ hấp
  - **Ngày 2:**
    - Sáng: Bánh mì ngũ cốc nguyên hạt với bơ hạnh nhân và chuối
    - Trưa: Salad đậu lăng với rau xanh và dầu ô liu
    - Tối: Đậu hũ xào rau củ với gạo lứt
  - **Ngày 3:**
    - Sáng: Sữa chua không đường với hạt chia và quả mọng
    - Trưa: Bánh mì ngũ cốc nguyên hạt với thịt gà nướng và rau sống
    - Tối: Tôm hấp với rau xanh và quinoa
  - **Ngày 4:**
    - Sáng: Trứng luộc với bánh mì ngũ cốc nguyên hạt
    - Trưa: Salad gà với rau củ và dầu ô liu
    - Tối: Cá thu nướng với khoai lang và rau xanh

- **Ngày 5:**
  - Sáng: Yến mạch nấu với sữa hạnh nhân, quả mọng và mật ong
  - Trưa: Đậu lăng hầm với rau xanh
  - Tối: Thịt gà hấp với bông cải xanh và quinoa
- **Ngày 6:**
  - Sáng: Sinh tố chuối và hạt chia
  - Trưa: Salad đậu xanh với rau xanh và dầu ô liu
  - Tối: Cá trích nướng với rau củ hấp
- **Ngày 7:**
  - Sáng: bánh mì ngũ cốc nguyên hạt với bơ đậu phộng và chuối
  - Trưa: Gà nướng với quinoa và rau xanh
  - Tối: Đậu hũ xào rau củ với gạo lứt

6.5. TÀI LIỆU THAM KHẢO

SÁCH

1. "The Anti-Inflammation Diet and Recipe Book" - Jessica K. Black, N.D.
   - Cuốn sách cung cấp kiến thức cơ quý vị về viêm, nguyên nhân và cách kiểm soát viêm thông qua chế độ dinh dưỡng, kèm theo nhiều công thức nấu ăn kháng viêm.
2. "Anti-Inflammatory Eating Made Easy: 75 Recipes and Nutrition Plan" - Michelle Babb

- Hướng dẫn chi tiết về chế độ dinh dưỡng kháng viêm và cách thực hiện dễ dàng trong cuộc sống hằng ngày.

3. "The Anti-Inflammatory Diet & Action Plans" - Dorothy Calimeris & Sondi Bruner
    - Sách cung cấp các kế hoạch hành động cụ thể và công thức nấu ăn để giảm viêm thông qua chế độ dinh dưỡng.

BÀI BÁO KHOA HỌC

1. "Dietary modulation of the human colonic microbiota: Introducing the concept of prebiotics" - Gibson, G.R., & Roberfroid, M.B. (1995)
    - Nghiên cứu về vai trò của chế độ dinh dưỡng và vi khuẩn đường ruột trong việc kiểm soát viêm.
2. "Effects of dietary omega-3 polyunsaturated fatty acids on inflammation and immunity: A review" - Calder, P.C. (2006)
    - Đánh giá tác động của axit béo omega-3 đối với viêm và hệ miễn dịch.
3. "Inflammation and diet" - Esposito, K., & Giugliano, D. (2004)
    - Bài báo này xem xét mối liên hệ giữa chế độ dinh dưỡng và viêm, nhấn mạnh các thành phần thực phẩm có tác dụng chống viêm.

NGUỒN THÔNG TIN TRỰC TUYẾN

1. Harvard T.H. Chan School of Public Health
    - Website: The Nutrition Source
    - Cung cấp các thông tin khoa học và khuyến nghị về chế độ dinh dưỡng kháng viêm.

2. Mayo Clinic
    - Website: Healthy Lifestyle Nutrition and Healthy Eating
    - Các bài viết và hướng dẫn về cách ăn uống lành mạnh để giảm viêm và cải thiện sức khỏe.
3. National Center for Biotechnology Information (NCBI)
    - Website: PubMed
    - Nền tảng tìm kiếm các bài báo khoa học về dinh dưỡng và viêm, cung cấp thông tin từ nhiều nghiên cứu đáng tin cậy.
4. American Heart Association
    - Website: Healthy Eating
    - Thông tin về các chế độ dinh dưỡng có lợi cho sức khỏe tim mạch và kháng viêm.
5. Academy of Nutrition and Dietetics
    - Website: Eat Right
    - Cung cấp các bài viết và lời khuyên từ các chuyên gia dinh dưỡng về chế độ dinh dưỡng kháng viêm.

Chương 7: Dinh dưỡng Địa Trung Hải (Mediterranean Diet)

7.1. CHẾ ĐỘ DINH DƯỠNG ĐỊA TRUNG HẢI LÀ GÌ?

Đây là chế độ dinh dưỡng được xem giúp chúng ta "sống lâu", thường được quảng cáo giúp chúng ta sống hạnh phúc khỏe mạnh. Các cư dân của vùng này có tuổi thọ trung bình cao hơn, và chất lượng cuộc sống cũng tốt hơn. Đây cũng là một trong những chế độ dinh dưỡng được nghiên cứu nhiều nhất. Đây cũng là chế độ ăn uống được lên phim ảnh khá nhiều so với các chế độ dinh dưỡng khác.

Chế độ dinh dưỡng Địa Trung Hải bắt nguồn từ các nước ven biển Địa Trung Hải, châu Âu, và nhấn mạnh việc tiêu thụ nhiều thực phẩm thực vật, cá, và dầu ô liu. So ra thì chế độ dinh dưỡng này gần giống với ẩm thực miền Trung Việt nam, nhấn mạnh vào cá và thực vật, chỉ khác là thiếu dầu ô liu.

- Sử dụng dầu ô-liu (olive) như một chất béo chính trong nấu ăn và trộn salad để hưởng lợi từ chất béo không bão hòa và vitamin E.
- Bổ sung đa dạng các loại cá như cá hồi, cá mòi, và cá sardines vào chế độ dinh dưỡng để tăng cường hấp thụ omega-3.
- Ăn nhiều rau, củ, quả đặc biệt là các loại có màu sắc sẫm như cà chua, rau lá xanh, và trái cây họ cam quýt để tăng cường vitamin và khoáng chất.
- Tích hợp ngũ cốc nguyên hạt như lúa mạch đen và quinoa trong các bữa ăn để tăng cường chất xơ và các vi chất dinh dưỡng.

- Hạn chế sử dụng thịt đỏ và thay vào đó ưu tiên thịt trắng như gà hoặc các loại đậu và hạt để tạo nguồn protein.

7.2. LỢI ÍCH CỦA DINH DƯỠNG ĐỊA TRUNG HẢI

Nhiều nghiên cứu lớn đã chứng minh rằng chế độ dinh dưỡng Địa Trung Hải (Mediterranean Diet) mang lại lợi ích vượt trội cho sức khỏe, giúp kéo dài tuổi thọ, giảm bệnh nền và cải thiện chức năng nhận thức. Đây là một trong những mô hình ăn uống có bằng chứng khoa học mạnh nhất hiện nay.

1. **Giảm nguy cơ bệnh tim mạch:** Nghiên cứu PREDIMED, được xem là một trong những thử nghiệm lâm sàng lớn nhất về dinh dưỡng, cho thấy chế độ ăn Địa Trung Hải giúp giảm tới 30% nguy cơ mắc bệnh tim mạch, bao gồm nhồi máu cơ tim, đột quỵ và tử vong do bệnh tim. Hiệu quả này đến từ việc tăng chất béo lành mạnh (dầu ô liu, hạt) và giảm chất béo bão hòa từ thịt đỏ.
2. **Cải thiện sức khỏe não bộ:** Chế độ ăn uống Địa Trung Hải giàu omega-3, polyphenol và chất chống oxy hóa giúp giảm viêm và bảo vệ tế bào thần kinh. Các nghiên cứu cho thấy chế độ ăn này giúp giảm nguy cơ mắc Alzheimer, làm chậm quá trình lão hóa não và cải thiện trí nhớ ở người cao tuổi. Đây là chế độ dinh dưỡng được nhiều chuyên gia thần kinh khuyến khích cho bệnh nhân nguy cơ cao với các bệnh mất trí nhớ và hành vi.
3. **Giảm nguy cơ tiểu đường loại 2:** Nhờ nhiều chất xơ, ngũ cốc nguyên hạt và chất béo lành mạnh, chế độ Địa Trung Hải giúp ổn định đường huyết và tăng độ nhạy insulin. Các nghiên cứu quan sát và thử nghiệm lâm sàng đều cho thấy nguy cơ tiểu đường type 2 giảm đáng kể ở những người theo chế độ này, kể cả khi không cần hạn chế calo nghiêm ngặt.
4. **Hỗ trợ giảm cân và duy trì cân nặng:** Chế độ Địa Trung Hải giàu chất xơ, protein từ cá, hải sản và các loại hạt giúp kiểm soát cảm giác no, giảm thèm ăn và tránh tăng cân trở

lại. Nhờ hạn chế thực phẩm chế biến sẵn và đường đơn, chế độ này giúp giảm cân bền vững thay vì giảm nhanh rồi tăng lại như nhiều chế độ kiêng cực đoan khác.

7.3. THỰC PHẨM CHÍNH TRONG CHẾ ĐỘ DINH DƯỠNG ĐỊA TRUNG HẢI

Chế độ Địa Trung Hải tập trung vào các thực phẩm tự nhiên, giàu chất xơ, chất béo lành mạnh và chất chống oxy hóa. Đây là những nhóm thực phẩm đã được chứng minh giúp giảm viêm, bảo vệ tim mạch và cải thiện sức khỏe tổng thể.

1. **Trái cây và rau củ:** Cam, táo, cà rốt, rau bina và cà chua đều là nguồn cung cấp vitamin, chất chống oxy hóa và chất xơ quan trọng. Các loại rau củ nhiều màu sắc giúp giảm viêm, tăng sức đề kháng và bảo vệ tế bào khỏi tổn thương.
2. **Ngũ cốc nguyên hạt:** Gạo lứt, quinoa, yến mạch và lúa mạch cung cấp carbohydrate phức hợp, giúp ổn định đường huyết, kéo dài cảm giác no và bổ sung vitamin nhóm B. Đây là nền tảng năng lượng bền vững trong chế độ Địa Trung Hải.
3. **Dầu ô liu nguyên chất** (extra virgin olive oil): là nguồn chất béo chính của chế độ này. Dầu ô liu chứa chất béo không bão hòa đơn và hợp chất chống oxy hóa *oleocanthal*, có tác dụng chống viêm mạnh. Quý vị nên chọn dầu ô liu nguyên chất chính gốc để đạt hiệu quả tốt nhất.
4. **Cá và hải sản:** Cá hồi, cá thu, tôm và mực giàu omega-3, giúp giảm nguy cơ bệnh tim mạch, cải thiện chức năng não và giảm viêm toàn thân. Chế độ Địa Trung Hải khuyến khích ăn cá ít nhất hai lần mỗi tuần.
5. **Các loại hạt và đậu:** Hạnh nhân, óc chó, đậu lăng và đậu chickpea là nguồn protein thực vật chất lượng cao, giàu chất xơ và chất béo lành mạnh. Nhóm thực phẩm này giúp điều hòa đường huyết và giảm cholesterol LDL.

6. **Gia vị tự nhiên:** Tỏi, hành, húng quế và kinh giới được sử dụng rộng rãi trong chế độ này. Các loại gia vị này không chỉ tăng hương vị món ăn mà còn chứa các hợp chất chống viêm và chất chống oxy hóa tự nhiên, giúp giảm nhu cầu sử dụng muối.

7.4. BỮA ĂN MẪU

- **Menu món ăn:**
    - Bữa sáng: Yến mạch nấu với sữa hạnh nhân, quả mọng và hạt chia.
    - Bữa trưa: Salad rau xanh với cá hồi nướng, dầu ô liu và giấm balsamic.
    - Bữa tối: Gà nướng với rau củ hấp (bông cải xanh, cà rốt) và quinoa.
    - Bữa phụ: Hạnh nhân, quả táo.
- **Kế hoạch bữa ăn mẫu cho một tuần:**
    - **Ngày 1:**
        - Sáng: Sinh tố xanh (rau bina, chuối, táo, hạt lanh)
        - Trưa: Gà nướng với bông cải xanh và quinoa
        - Tối: Cá hồi nướng với rau củ hấp
    - **Ngày 2:**
        - Sáng: Bánh mì ngũ cốc nguyên hạt với bơ hạnh nhân và chuối
        - Trưa: Salad đậu lăng với rau xanh và dầu ô liu
        - Tối: Đậu hũ xào rau củ với gạo lứt
    - **Ngày 3:**
        - Sáng: Sữa chua không đường với hạt chia và quả mọng

- Trưa: Bánh mì ngũ cốc nguyên hạt với thịt gà nướng và rau sống
- Tối: Tôm hấp với rau xanh và quinoa

- **Ngày 4:**
  - Sáng: Trứng luộc với bánh mì ngũ cốc nguyên hạt
  - Trưa: Salad gà với rau củ và dầu ô liu
  - Tối: Cá thu nướng với khoai lang và rau xanh
- **Ngày 5:**
  - Sáng: Yến mạch nấu với sữa hạnh nhân, quả mọng và mật ong
  - Trưa: Đậu lăng hầm với rau xanh
  - Tối: Thịt gà hấp với bông cải xanh và quinoa
- **Ngày 6:**
  - Sáng: Sinh tố chuối và hạt chia
  - Trưa: Salad đậu xanh với rau xanh và dầu ô liu
  - Tối: Cá trích nướng với rau củ hấp
- **Ngày 7:**
  - Sáng: Bánh mì ngũ cốc nguyên hạt với bơ đậu phộng và chuối
  - Trưa: Gà nướng với quinoa và rau xanh
  - Tối: Đậu hũ xào rau củ với gạo lứt

7.5. TÀI LIỆU THAM KHẢO

Esposito, K., et al. (2011). The effect of Mediterranean diet on metabolic syndrome and its components: A meta-analysis of 50 studies and 534,906 individuals. *Journal of the American College of Cardiology*.

Estruch, R., Ros, E., et al. (2013). Primary prevention of cardiovascular disease with a Mediterranean diet. *New England Journal of Medicine*.

Scarmeas, N., Stern, Y., et al. (2006). Mediterranean diet and risk of Alzheimer's disease. *Annals of Neurology*.

Sofi, F., et al. (2008). Adherence to Mediterranean diet and health status: Meta-analysis. *BMJ*.

Valls-Pedret, C., Sala-Vila, A., et al. (2015). Mediterranean diet and age-related cognitive decline: A randomized clinical trial. *JAMA Internal Medicine*.

Chương 8: Dinh dưỡng Keto

8.1. CHẾ ĐỘ DINH DƯỠNG KETO LÀ GÌ?

Chế độ dinh dưỡng Keto (Ketogenic diet) là một trong những chế độ ăn phổ biến nhất hiện nay, đặc biệt trên mạng xã hội và các diễn đàn giảm cân. Tuy nhiên, đây cũng là một trong những chế độ khó duy trì nhất và không phù hợp với tất cả mọi người. Keto nhấn mạnh việc ăn rất nhiều chất béo, rất ít carbohydrate, và vừa phải protein, nhằm đưa cơ thể vào trạng thái ketosis, khi chất béo trở thành nguồn năng lượng chính thay cho carbohydrate. Điều này giúp một số người giảm cân nhanh trong thời gian ngắn.

Tuy nhiên, cần nhấn mạnh rằng Keto không an toàn cho tất cả mọi người, nhất là những người có bệnh nền như tiểu đường, bệnh thận mạn, bệnh tim mạch, hay phụ nữ mang thai. Việc giảm carbohydrate quá mức có thể làm tụt đường huyết, tăng acid trong máu, gây mất cân bằng điện giải và tăng gánh nặng cho thận. Vì vậy, người có bệnh nền cần được bác sĩ theo dõi chặt chẽ trước khi áp dụng chế độ Keto.

Lịch sử của Keto cũng rất đặc biệt. Đây không phải là một chế độ dinh dưỡng dành cho người bình thường ngay từ đầu mà ban đầu được thiết kế cho trẻ bị động kinh khó điều trị, nhằm giảm tần suất và mức độ cơn động kinh khi thuốc không còn hiệu quả. Sau này, chế độ Keto được áp dụng rộng rãi cho mục tiêu giảm cân, dù các nghiên cứu về hiệu quả dài hạn còn hạn chế và chưa thống nhất.

Một điểm quan trọng khác là chế độ Keto dễ gây mất cân bằng dinh dưỡng. Việc loại bỏ gần như toàn bộ carbohydrate khiến cơ thể thiếu chất xơ, vitamin nhóm B, khoáng chất từ ngũ cốc và trái cây. Nếu quý vị không có thực đơn một cách khoa học, người ăn Keto có thể gặp phải táo bón, mệt mỏi, chuột rút, rối loạn điện giải hoặc tăng cholesterol LDL do tiêu thụ quá nhiều chất béo bão hòa.

8.2. LỢI ÍCH CỦA DINH DƯỠNG KETO

Mặc dù chế độ dinh dưỡng Keto còn gây nhiều tranh luận, một số nghiên cứu cho thấy Keto có thể đem lại lợi ích nhất định cho một số nhóm bệnh nhân. Tuy nhiên, điều quan trọng là người theo Keto cần có sự theo dõi chặt chẽ của bác sĩ, đặc biệt nếu có bệnh nền, vì chế độ ăn này có thể gây rối loạn điện giải, tăng acid máu, ảnh hưởng tim mạch và thận.

1. **Giảm cân và kiểm soát cân nặng:** Chế độ Keto giúp giảm cân nhanh nhờ đưa cơ thể vào trạng thái ketosis, khi chất béo trở thành nguồn năng lượng chính. Điều này làm tăng tốc độ đốt mỡ và giảm cảm giác thèm ăn.

   Một nghiên cứu đăng trên *The Lancet* cho thấy chế độ Keto mang lại hiệu quả giảm cân cao hơn so với chế độ ăn ít chất béo truyền thống trong cùng thời gian theo dõi.

2. **Kiểm soát đường huyết và cải thiện độ nhạy insulin:** Do lượng carbohydrate bị cắt giảm gần như hoàn toàn, mức đường huyết sau ăn giảm rõ rệt, giúp cải thiện độ nhạy insulin. Điều này đặc biệt hữu ích cho những người bị tiểu đường type 2, thừa cân hoặc tiền tiểu đường. Một nghiên cứu khác đăng trên *Diabetes Therapy* ghi nhận Keto giúp giảm đáng kể đường huyết và cải thiện độ nhạy insulin ở bệnh nhân tiểu đường loại 2, trong khi giảm nhu cầu dùng thuốc.

3. **Tăng cường sức khỏe tim mạch** (với điều kiện theo đúng hướng dẫn): Một số dữ liệu cho thấy Keto có thể giảm một số yếu tố nguy cơ tim mạch, chẳng hạn như huyết áp, triglyceride và mức mỡ LDL nhỏ, đậm đặc (loại mỡ LDL

xấu). Nghiên cứu trên *American Journal of Clinical Nutrition* báo cáo rằng chế độ Keto có thể giúp giảm LDL xấu và tăng HDL tốt, nhưng kết quả này phụ thuộc nhiều vào chất lượng chất béo bệnh nhân tiêu thụ (ưu tiên chất béo không bão hòa thay vì mỡ động vật).

4. **Hỗ trợ điều trị các bệnh thần kinh:** Chế độ Keto ban đầu được thiết kế như một phương pháp điều trị cho trẻ em bị động kinh kháng thuốc, trước khi trở thành xu hướng giảm cân. Cơ chế chính là Keto làm thay đổi nguồn năng lượng của não, giúp giảm tình trạng kích thích thần kinh quá mức. Một nghiên cứu đăng trên *Epilepsia* cho thấy chế độ Keto có thể giảm đáng kể tần suất co giật ở bệnh nhân động kinh không đáp ứng tốt với thuốc.

   Ngoài động kinh, Keto cũng đang được nghiên cứu trong các bệnh Alzheimer, Parkinson và bệnh thoái hóa thần kinh khác, tuy nhiên bằng chứng hiện tại còn hạn chế và chưa đủ mạnh để khuyến nghị rộng rãi.

8.3. THỰC PHẨM CHÍNH TRONG CHẾ ĐỘ DINH DƯỠNG KETO

Thực phẩm nên ăn trong chế độ dinh dưỡng Keto

Để duy trì trạng thái ketosis, chế độ Keto ưu tiên các thực phẩm giàu chất béo lành mạnh, protein vừa phải và rau củ ít carbohydrate. Việc lựa chọn thực phẩm đúng cách giúp cơ thể đốt mỡ hiệu quả, đồng thời giảm tác dụng phụ như mệt mỏi hay rối loạn điện giải.

1. **Chất béo lành mạnh:** Dầu ô liu, dầu dừa, bơ, hạt chia, hạnh nhân và quả óc chó là những nguồn chất béo không bão hòa có lợi cho tim mạch. Đây là nhóm năng lượng chính trong Keto và đóng vai trò quan trọng duy trì ketosis ổn định.
2. **Protein từ thịt và hải sản:** Thịt bò, thịt gà, thịt lợn, cá hồi, cá thu, tôm và mực cung cấp protein chất lượng cao, giúp

duy trì cơ bắp mà không làm tăng đường huyết. Các loại cá béo như cá hồi và cá thu còn giàu omega-3 giúp giảm viêm.

3. **Rau củ ít carbohydrate:** Rau lá xanh, bông cải xanh, súp lơ, cải bó xôi, bí ngòi chứa rất ít carb nhưng lại giàu chất xơ, vitamin và khoáng chất, hỗ trợ tiêu hóa và giảm táo bón, vốn là tác dụng phụ thường gặp khi theo Keto.

3. **Sản phẩm từ sữa (không đường):** Phô mai, kem tươi và sữa không đường là lựa chọn phù hợp. Chúng cung cấp chất béo và protein nhưng được kiểm soát lượng carb. Tuy nhiên, cần tránh các loại sữa có hương vị hoặc chứa đường.

5. **Các loại hạt và hạt giống:** Hạt chia, hạt lanh, hạt bí, hạt hướng dương giàu chất xơ và chất béo lành mạnh, phù hợp cho bữa phụ trong Keto.

Thực phẩm cần tránh trong chế độ dinh dưỡng Keto

Để duy trì ketosis, người ăn Keto phải tránh hoàn toàn các thực phẩm giàu carbohydrate hoặc chứa đường. Đây là nhóm thực phẩm làm tăng insulin mạnh, phá vỡ quá trình đốt mỡ.

1. **Carbohydrate tinh chế và đường:** Bánh mì trắng, mì ống, gạo trắng, bánh kẹo và nước ngọt đều làm tăng đường huyết và ngăn cơ thể vào ketosis.

2. **Thực phẩm giàu tinh bột:** Khoai tây, khoai lang và ngô chứa lượng carb cao, không phù hợp khi đang theo các giai đoạn đầu của Keto.

3. **Trái cây nhiều đường:** Chuối, nho, dưa hấu và các loại trái cây ngọt dễ vượt quá mức carb cho phép mỗi ngày. Chế độ Keto thường chỉ cho phép một số trái cây ít đường như dâu tây hoặc việt quất.

4. **Thực phẩm chế biến sẵn:** Đồ ăn nhanh, đồ chiên rán và thực phẩm đóng gói thường chứa carb ẩn, chất béo xấu và phụ gia không tốt cho sức khỏe, làm giảm hiệu quả Keto và tăng nguy cơ rối loạn lipid máu.

8.4. BỮA ĂN MẪU

- **Menu nấu ăn:**
  - Bữa sáng: Trứng chiên với bơ và rau cải bó xôi.
  - Bữa trưa: Salad gà với dầu ô liu, bơ, và hạt chia.
  - Bữa tối: Cá hồi nướng với rau củ hấp (bông cải xanh, bí ngòi) và sốt kem bơ.
  - Bữa phụ: Hạnh nhân, quả bơ, hạt hướng dương.

- **Kế hoạch bữa ăn mẫu cho một tuần:**
  - **Ngày 1:**
    - Sáng: Trứng chiên với bơ và rau cải bó xôi.
    - Trưa: Gà nướng với rau củ và sốt kem bơ.
    - Tối: Cá hồi nướng với bông cải xanh và súp lơ.
  - **Ngày 2:**
    - Sáng: Sinh tố bơ và hạt chia.
    - Trưa: Salad tôm với dầu ô liu, bơ và hạt hướng dương.
    - Tối: Thịt bò nướng với bí ngòi và kem tươi.
  - **Ngày 3:**
    - Sáng: Bánh kếp từ bột hạnh nhân và kem tươi.
    - Trưa: Cá thu nướng với rau cải bó xôi và sốt bơ tỏi.
    - Tối: Gà xào với nấm và bông cải xanh.
  - **Ngày 4:**
    - Sáng: Trứng luộc và trái bơ.
    - Trưa: Salad gà với dầu ô liu, hạnh nhân và rau xanh.
    - Tối: Tôm hấp với rau xanh và kem bơ.

- **Ngày 5:**
  - Sáng: Sinh tố bơ và hạt lanh.
  - Trưa: Bò bít tết với rau củ nướng và sốt kem tươi.
  - Tối: Cá hồi nướng với bí ngòi và bông cải xanh.
- **Ngày 6:**
  - Sáng: Trứng chiên với nấm và bơ.
  - Trưa: Salad tôm với dầu ô liu, bơ và hạt chia.
  - Tối: Gà nướng với rau xanh và sốt kem tươi.
- **Ngày 7:**
  - Sáng: Bánh kếp từ bột hạnh nhân và kem tươi.
  - Trưa: Cá thu nướng với rau cải bó xôi và sốt bơ tỏi.
  - Tối: Thịt bò nướng với bí ngòi và kem tươi.

8.5. TÀI LIỆU THAM KHẢO

Harcombe, C. P., et al. (2019). The effects of a ketogenic diet on exercise metabolism and physical performance in off-road cyclists. *PLoS ONE*.

Hollis, G. K., et al. (2018). Efficacy of ketogenic diet on body composition during resistance training in trained men: A randomized controlled trial. *Journal of the International Society of Sports Nutrition*.

Johnstone, A. M., Horgan, G. W., Murison, S. D., Bremner, D. M., & Lobley, G. E. (2008). Effects of a high-protein ketogenic diet on hunger, appetite, and weight loss in obese men feeding ad libitum. *American Journal of Clinical Nutrition*.

Samaha, F. F., et al. (2003). A randomized trial of a low-carbohydrate diet for obesity. *New England Journal of Medicine*.

UChicago Medicine. Ketogenic diet: What are the risks? *UChicago Medicine*. https://www.uchicagomedicine.org/forefront/health-and-wellness-articles/ketogenic-diet-what-are-the-risks

Vieira, J. C. M. N., et al. (2012). Ketogenic diet for the treatment of refractory epilepsy in children: A systematic review. *Journal of Clinical Neurology*.

Chương 9: Dinh dưỡng nhịn ăn gián đoạn (Intermittent Fasting)

9.1. NHỊN ĂN GIÁN ĐOẠN LÀ GÌ?

Nhịn ăn gián đoạn (Intermittent Fasting - IF) là một phương pháp ăn uống bao gồm các chu kỳ ăn và nhịn ăn. Thay vì quý vị tập trung vào hạn chế loại thực phẩm và giảm lượng calo tiêu thụ, nhịn ăn gián đoạn chú trọng vào khoảng thời gian ăn uống để cơ thể giảm hấp thu năng lượng. Tùy vào các phương pháp khác nhau mà khoảng thời gian nhịn ăn khác nhau. Quý vị có thể nhịn ăn vài giờ mỗi ngày, nhịn ăn cách ngày, hay giảm khẩu phần ăn mỗi ngày.

Đây là một trong những phương pháp nhịn ăn nổi tiếng nhất và cũng có nhiều hiểu lầm nhất. Điểm quan trọng là quý vị cần kiểm tra sức khỏe tổng quát trước khi bắt đầu phương pháp này, tầm soát các bệnh tiểu đường, thiếu muối, hay thiếu chất điện giải (electrolytes) trước khi bắt đầu nhịn ăn gián đoạn vì các bệnh tiểu đường hay bệnh chuyển hóa có thể có biến chứng (tụt đường huyết), nhức đầu, chóng mặt, mệt mỏi, gây nguy hiểm đến sức khỏe.

9.2. LỢI ÍCH CỦA NHỊN ĂN GIÁN ĐOẠN

Các nghiên cứu ban đầu cho thấy nhịn ăn gián đoạn (Intermittent Fasting, IF) mang lại một số lợi ích sức khỏe, đặc biệt khi được áp dụng một cách vừa phải và có theo dõi của bác sĩ. IF không chỉ tác động lên cân nặng mà còn ảnh hưởng tích cực đến tim mạch, chuyển hóa, chức năng não và sức khỏe tế bào.

Điều quan trọng là quý vị nên thảo luận với bác sĩ của mình trước khi bắt đầu chế độ này vì có thể có những ảnh hưởng nguy hiểm cho một số bệnh nền, đặc biệt là người bị tiểu đường đang dùng insulin/sulfonylurea, phụ nữ mang thai, người suy kiệt hoặc có rối loạn ăn uống.

1. **Giảm cân và kiểm soát cân nặng:** Chế độ IF giúp giảm lượng calo tổng thể và thúc đẩy cơ thể chuyển sang đốt mỡ khi glycogen trong gan cạn kiệt. Điều này hỗ trợ giảm cân tự nhiên và bền vững. Một phân tích trên *Obesity Reviews* cho thấy IF có hiệu quả giảm cân tương đương hoặc thậm chí tốt hơn so với các chế độ ăn kiêng truyền thống.
2. **Cải thiện sức khỏe tim mạch:** Chế độ IF giúp giảm nhiều yếu tố nguy cơ của bệnh tim mạch như tăng huyết áp, tăng LDL (cholesterol xấu) và viêm mạn tính. Nghiên cứu trên *Cell Metabolism* ghi nhận rằng IF có thể cải thiện đáng kể các chỉ dấu sinh học của bệnh tim mạch, bao gồm huyết áp và lipid máu.
3. **Tăng cường chức năng não bộ:** Nhịn ăn gián đoạn kích thích sự sản xuất BDNF (Brain-Derived Neurotrophic Factor), một protein quan trọng trong việc bảo vệ tế bào thần kinh, tăng cường trí nhớ và học tập.Nghiên cứu trên *Neurobiology of Aging* cho thấy IF có thể giúp giảm nguy cơ các bệnh thoái hóa thần kinh, bao gồm Alzheimer và Parkinson.
4. **Cải thiện độ nhạy insulin và đường huyết**: Chế độ IF giúp ổn định đường huyết bằng cách cải thiện độ nhạy insulin và giảm lượng đường lưu thông trong máu. Một phân tích từ *Translational Research* chỉ ra rằng IF giúp giảm đường huyết và cải thiện độ nhạy insulin, đặc biệt ở người tiền tiểu đường hoặc thừa cân.
5. **Tăng cường quá trình tự thực bào (autophagy):** Đây là quá trình cơ thể loại bỏ tế bào tổn thương và tái tạo tế bào mới, một cơ chế quan trọng giúp phòng ngừa ung thư,

kéo dài tuổi thọ và cải thiện miễn dịch. Nghiên cứu công bố trên *Autophagy* cho thấy nhịn ăn gián đoạn có thể kích hoạt mạnh cơ chế tự thực bào, góp phần cải thiện sức khỏe tế bào và làm chậm quá trình lão hóa.

9.3. CÁC PHƯƠNG PHÁP NHỊN ĂN GIÁN ĐOẠN

Nhịn ăn gián đoạn có nhiều cách thực hiện khác nhau. Tùy vào sức khỏe, thời gian sinh hoạt và thói quen ăn uống, quý vị có thể chọn phương pháp phù hợp nhất. Dưới đây là bốn phương pháp IF được sử dụng rộng rãi và có nhiều nghiên cứu chứng minh hiệu quả nhất định.

1. Phương pháp 16/8 (Leangains)

- Khung giờ ăn: Từ 12 giờ trưa đến 8 giờ tối.
- Khung giờ nhịn ăn: Từ 8 giờ tối đến 12 giờ trưa hôm sau (16 giờ nhịn, 8 giờ ăn).
- Lợi ích: Rất dễ áp dụng, phù hợp với đa số người bận rộn. Không cần tính calo phức tạp.
- Lưu ý: Người bị tiểu đường, đang dùng insulin hoặc thuốc hạ đường huyết, hoặc có bệnh mạn tính nên trao đổi với bác sĩ trước khi áp dụng để tránh nguy cơ tụt đường huyết hoặc mệt mỏi.

2. Phương pháp 5:2

- Ngày ăn bình thường: 5 ngày trong tuần.
- Ngày hạn chế calo: 2 ngày *không liên tiếp* trong tuần, chỉ tiêu thụ 500-600 calo/ngày.
- Lợi ích: Giảm lượng calo hiệu quả mà không ảnh hưởng nhiều đến sinh hoạt hằng ngày. Có tính linh hoạt cao và dễ thực hiện.

3. Phương pháp Eat-Stop-Eat

- Ngày ăn bình thường: Các ngày còn lại trong tuần.
- Ngày nhịn ăn: Nhịn ăn hoàn toàn 24 giờ, một hoặc hai lần mỗi tuần (ví dụ: từ dinner hôm nay đến dinner hôm sau).
- Lợi ích:Có thể mang lại giảm cân nhanh. Hỗ trợ tăng cường trao đổi chất và kích hoạt autophagy mạnh hơn.
- Lưu ý: Cách này có thể không phù hợp cho người mới bắt đầu hoặc người có bệnh lý nền. Dễ gây mệt mỏi nếu áp dụng quá dày đặc.

4. Phương pháp Nhịn Ăn Cách Ngày (Alternate-Day Fasting - ADF)

- Một ngày ăn bình thường, sau đó một ngày nhịn ăn hoặc chỉ ăn khoảng 500 calo.
- Lợi ích: Nhiều nghiên cứu cho thấy ADF có thể cải thiện sức khỏe tim mạch, giảm cholesterol và giảm viêm. Hiệu quả mạnh trong giảm cân do giảm calo đáng kể.
- Lưu ý: Đây là phương pháp "mạnh", có thể gây khó duy trì lâu dài. Cần được giám sát y tế nếu có bệnh nền.

9.4. THỰC PHẨM NÊN ĂN VÀ TRÁNH TRONG CHẾ ĐỘ DINH DƯỠNG NHỊN ĂN GIÁN ĐOẠN

Thực phẩm nên ăn trong nhịn ăn gián đoạn:

Nhìn chung, chế độ nhịn ăn gián đoạn không quy định quá chặt chẽ quý vị phải ăn gì, nhưng lựa chọn thực phẩm thông minh trong "cửa sổ ăn uống" sẽ giúp quý vị tối ưu hiệu quả giảm cân, kiểm soát đường huyết và cải thiện sức khỏe tim mạch.

1. **Protein chất lượng cao:** Thịt gà, cá, trứng, đậu hũ và quinoa là các nguồn protein nạc giúp duy trì khối cơ bắp, tạo cảm giác no lâu và ổn định đường huyết trong suốt thời gian nhịn ăn.

2. **Chất béo lành mạnh:** Dầu ô liu, dầu dừa, bơ, hạnh nhân, hạt óc chó và các loại hạt khác là nguồn chất béo không bão hòa có lợi cho tim mạch, đồng thời cung cấp năng lượng bền vững.
3. **Carbohydrate phức tạp:** Gạo lứt, yến mạch, rau củ chứa tinh bột chậm hấp thu, giúp đường huyết ổn định và cung cấp năng lượng dài hơn so với tinh bột tinh chế.
4. **Chất xơ tự nhiên:** Rau xanh, trái cây ít đường và ngũ cốc nguyên hạt giúp cải thiện hệ vi sinh đường ruột, hỗ trợ tiêu hóa và giảm cảm giác đói giữa các khoảng nhịn ăn.
5. **Thức uống không calo:** Nước lọc, trà xanh và cà phê đen đều được phép dùng trong giai đoạn nhịn ăn. Các thức uống này giúp giảm cảm giác đói, duy trì tập trung và hỗ trợ đốt mỡ hiệu quả hơn.

Thực phẩm cần tránh trong nhịn ăn gián đoạn

Để IF đạt hiệu quả tối ưu, quý vị cần hạn chế những thực phẩm làm tăng đường huyết đột ngột hoặc gây tích mỡ.

1. **Đường tinh luyện:** Bánh kẹo, nước ngọt, trà sữa, thức uống có đường làm tăng insulin mạnh, gây đói nhanh và làm giảm hiệu quả của quá trình đốt mỡ.
2. **Thực phẩm chế biến sẵn:** Bánh mì trắng, mì ống trắng, thức ăn nhanh và đồ đóng gói chứa nhiều chất bảo quản, tinh bột tinh chế và calo rỗng, làm giảm hiệu quả của IF.
3. **Chất béo không lành mạnh:** Thịt đỏ mỡ, mỡ động vật, thực phẩm chiên rán giàu chất béo bão hòa và trans-fat làm tăng cholesterol LDL, gây viêm và tăng nguy cơ bệnh tim mạch.

9.5. BỮA ĂN MẪU

- **Menu nấu ăn**
    - Bữa sáng: Sinh tố xanh (rau bina, chuối, táo, hạt lanh).

    - Bữa trưa: Salad gà với rau xanh, dầu ô liu và giấm balsamic.
    - Bữa tối: Cá hồi nướng với rau củ hấp và quinoa.
    - Bữa phụ: Hạnh nhân, quả táo.

- Kế hoạch bữa ăn mẫu cho một tuần (phương pháp 16/8):
  - **Ngày 1:**
    - Trưa: Bánh mì ngũ cốc nguyên hạt với thịt gà và rau sống.
    - Chiều: Hạt óc chó, quả dâu tây.
    - Tối: Tôm hấp với rau xanh và quinoa.
  - **Ngày 2:**
    - Trưa: Salad đậu lăng với rau xanh và dầu ô liu.
    - Chiều: Sữa chua không đường với hạt chia và quả mọng.
    - Tối: Thịt gà hấp với bông cải xanh và khoai lang.
  - **Ngày 3:**
    - Trưa: Bánh mì ngũ cốc nguyên hạt với bơ hạnh nhân và chuối.
    - Chiều: Hạt hạnh nhân, quả táo.
    - Tối: Cá thu nướng với rau củ hấp và gạo lứt.
  - **Ngày 4:**
    - Trưa: Salad gà với rau xanh và dầu ô liu.
    - Chiều: Sinh tố chuối và hạt chia.
    - Tối: Đậu hũ xào rau củ với quinoa.
  - **Ngày 5:**
    - Trưa: Sữa chua không đường với hạt chia và quả mọng.

- Chiều: Hạt hướng dương, quả cam.
- Tối: Cá hồi nướng với rau củ hấp và gạo lứt.

- **Ngày 6:**
  - Trưa: Bánh mì ngũ cốc nguyên hạt với thịt gà và rau sống.
  - Chiều: Hạt lanh, quả dâu tây.
  - Tối: Tôm hấp với rau xanh và quinoa.
- **Ngày 7:**
  - Trưa: Salad đậu xanh với rau xanh và dầu ô liu.
  - Chiều: Sữa chua không đường với hạt chia và quả mọng.
  - Tối: Thịt gà hấp với bông cải xanh và khoai lang.

9.6. TÀI LIỆU THAM KHẢO

de Cabo, R., & Mattson, M. P. (2019). Effects of intermittent fasting on health, aging, and disease. *New England Journal of Medicine*, 381(26), 2541-2551.

Harvie, M., & Howell, A. (2017). Impact of intermittent fasting on health and disease processes. *Obesity Reviews*, 18(10), 859-871.

Panda, S., et al. (2012). Time-restricted feeding improves metabolic and cardiovascular health in mice. *Cell Metabolism*, 15(6), 848-860.

Peterson, C. M., et al. (2020). Intermittent fasting in humans: A review of past and present research. *Annual Review of Nutrition*, 40, 143-167.

Wegman, M., et al. (2015). Effects of intermittent fasting on glucose and lipid metabolism. *Proceedings of the National Academy of Sciences*, 112(1), 45-50.

Chương 10: Chế độ dinh dưỡng Atkins

10.1. CHẾ ĐỘ DINH DƯỠNG ATKINS LÀ GÌ?

Chế độ dinh dưỡng Atkins là một trong những phương pháp giảm cân nổi tiếng đầu tiên tại Hoa Kỳ, được phát triển bởi bác sĩ chuyên khoa tim mạch Robert C. Atkins vào những năm 1970. Chế độ ăn uống này dựa trên nguyên lý hạn chế tối đa carbohydrate để buộc cơ thể chuyển sang đốt cháy chất béo làm nguồn năng lượng chính. Trong những năm 1980, Atkins trở thành một "hiện tượng" trong giới giảm cân và thu hút đông đảo người theo dõi. Thậm chí, Viện Dinh dưỡng Atkins được thành lập dựa trên triết lý ăn uống này.

Tuy nhiên, cuộc đời của chính bác sĩ Atkins lại gây tranh cãi lớn. Ông qua đời năm 2003 ở tuổi 72 do bệnh mạch vành dẫn đến cơn trụy tim. Khi mất, ông được ghi nhận là bị béo phì, làm dấy lên nhiều câu hỏi về hiệu quả thật sự và tính bền vững của chế độ ăn mà ông đề xuất. Nhiều nghiên cứu sau đó đặt nghi vấn về lợi ích dài hạn của chế độ dinh dưỡng Atkins, đặc biệt liên quan đến sức khỏe tim mạch, lượng chất béo bão hòa cao và nguy cơ tăng cholesterol LDL. Ngày nay, chế độ Atkins không còn phổ biến như trước và đã dần được thay thế bởi các chế độ dinh dưỡng khoa học hơn như DASH, Mediterranean, Low-Carb Whole Food hoặc Plant-based.

10.2. LỢI ÍCH SỨC KHỎE CỦA CHẾ ĐỘ DINH DƯỠNG ATKINS

Dù chế độ dinh dưỡng Atkins gây nhiều tranh cãi, một số nghiên cứu với số lượng bệnh nhân nhỏ cho thấy chế độ ăn ít carbohydrate có thể mang lại lợi ích nhất định cho một số nhóm bệnh nhân, đặc biệt trong thời gian ngắn hạn.

Một trong những lợi ích được ghi nhận rõ rệt nhất là giảm cân nhanh chóng. Khi lượng carbohydrate bị cắt giảm mạnh, cơ thể chuyển sang trạng thái ketosis, sử dụng chất béo làm nguồn năng lượng chính. Một nghiên cứu đăng trên *Annals of Internal Medicine* cho thấy những người theo chế độ ít carbohydrate giảm cân nhiều hơn so với những người theo chế độ ít chất béo truyền thống trong cùng thời gian nghiên cứu. Những nghiên cứu này chỉ ra chế độ này có thể dùng tạm thời hay kết hợp với các chế độ dinh dưỡng khác.

Chế độ Atkins cũng được ghi nhận là có thể cải thiện đường huyết và độ nhạy insulin, đặc biệt ở bệnh nhân tiểu đường type 2 hoặc tiền tiểu đường. Khi giảm carbohydrate, mức đường huyết sau ăn giảm đáng kể, giúp tuyến tụy giảm gánh nặng. Nghiên cứu đăng trên *Diabetes Care* cho thấy chế độ ăn ít carbohydrate giúp ổn định đường huyết và cải thiện độ nhạy insulin, góp phần hỗ trợ điều trị tiểu đường type 2.

Ngoài ra, một số dữ liệu lâm sàng ban đầu cho thấy chế độ ít carbohydrate có thể tác động tích cực đến các chỉ số tim mạch. Một nghiên cứu trên *Journal of the American College of Cardiology* cho thấy chế độ ăn này có thể giúp giảm cholesterol LDL (xấu), tăng HDL (tốt) và giảm triglyceride — các yếu tố nguy cơ quan trọng của bệnh tim mạch.

Tuy vậy, phần lớn các nghiên cứu về Atkins có quy mô nhỏ và thời gian theo dõi ngắn, nên lợi ích dài hạn của chế độ ăn này vẫn còn nhiều tranh luận. Bệnh nhân cần được theo dõi bởi bác sĩ để cân nhắc giữa lợi ích trước mắt và rủi ro lâu dài khi áp dụng chế độ dinh dưỡng giàu chất béo bão hòa như Atkins.

10.3. CÁC GIAI ĐOẠN CỦA CHẾ ĐỘ DINH DƯỠNG ATKINS

Chế độ dinh dưỡng Atkins được chia thành bốn giai đoạn khác nhau, mỗi giai đoạn điều chỉnh lượng carbohydrate nhằm giúp cơ thể chuyển từ trạng thái giảm cân sang duy trì cân nặng lâu dài. Mỗi giai đoạn đóng vai trò quan trọng trong việc kiểm soát đường huyết, chuyển hóa và cảm giác no.

- **Giai đoạn 1:** Khởi đầu (Induction), thường kéo dài khoảng 2 tuần.Trong giai đoạn này, bệnh nhân giảm mạnh lượng carbohydrate xuống dưới 20 gram/ngày. Mục tiêu là đưa cơ thể nhanh chóng vào trạng thái ketosis để bắt đầu đốt mỡ. Thực đơn chủ yếu bao gồm thịt, cá, trứng, phô mai, bơ và dầu thực vật. Rau củ ít tinh bột được phép ăn, nhưng ngũ cốc, đường và hầu hết trái cây đều bị loại bỏ hoàn toàn.
- **Giai đoạn 2:** Cân bằng (Balancing), Kéo dài cho đến khi bệnh nhân còn khoảng 4.5 kg (10 pounds) nữa để đạt cân nặng mục tiêu. Lượng carbohydrate được tăng dần lên khoảng 25-50 gram/ngày. Người ăn có thể bổ sung thêm các loại hạt, đậu, một số loại trái cây ít đường, và rau củ ít tinh bột. Giai đoạn này giúp tìm ra mức carb mà cơ thể có thể dung nạp nhưng vẫn tiếp tục giảm cân.
- **Giai đoạn 3:** Điều chỉnh (Fine-tuning), Khi bệnh nhân tiến gần đến cân nặng mục tiêu (cách mục tiêu khoảng 4.5 kg). Lúc này, lượng hấp thu Carbohydrate được tăng cao hơn, lên mức 50-80 gram/ngày, tùy khả năng dung nạp của từng người. Lúc này bệnh nhân có thể thêm vào chế độ ăn một số loại ngũ cốc nguyên hạt và nhiều loại trái cây hơn. Mục tiêu của giai đoạn này là làm chậm tốc độ giảm cân để cơ thể thích ứng dần với mức carb cao hơn nhưng vẫn không tăng cân.
- **Giai đoạn 4:** Duy trì (Maintenance), Bắt đầu sau khi đạt cân nặng mục tiêu. Đây là giai đoạn dài hạn, nơi bệnh nhân tìm ra mức carbohydrate có thể duy trì cân nặng ổn định. Người ăn có thể theo dõi phản ứng của cơ thể và điều chỉnh lượng carb phù hợp để tránh tăng cân trở lại. Cốt lõi của giai đoạn này là duy trì thói quen ăn uống ít carb tinh chế, ưu tiên thực phẩm giàu protein và chất béo lành mạnh.

10.4. THỰC PHẨM CHÍNH TRONG CHẾ ĐỘ DINH DƯỠNG ATKINS

Khi theo chế độ Atkins, một chế độ ăn ít carbohydrate và giàu protein, người bệnh cần ưu tiên các thực phẩm tự nhiên, ít chế biến để hỗ trợ quá trình đốt mỡ và kiểm soát cân nặng.

1. **Protein từ thịt và hải sản:** Thịt bò, thịt gà, thịt lợn, cá hồi, cá thu, tôm, mực là nguồn protein chất lượng cao, giúp duy trì khối cơ bắp và tạo cảm giác no lâu. Hải sản giàu omega-3 cũng góp phần cải thiện sức khỏe tim mạch.

2. **Chất béo lành mạnh:** Dầu ô liu, dầu dừa, bơ, hạt chia, hạnh nhân và quả óc chó cung cấp chất béo không bão hòa tốt cho tim mạch. Đây là nguồn năng lượng chính thay thế carbohydrate trong chế độ Atkins.

3. **Rau củ ít carbohydrate:** Rau lá xanh, bông cải xanh, súp lơ, cải bó xôi, bí ngòi chứa rất ít carb nhưng nhiều chất xơ, vitamin và khoáng chất. Đây là nhóm thực phẩm không thể thiếu để duy trì tiêu hóa tốt và giảm nguy cơ táo bón khi ăn ít carb.

4. **Sản phẩm từ sữa:** Phô mai, kem tươi và sữa không đường là những lựa chọn phù hợp, giàu chất béo và protein. Tuy nhiên, cần chọn loại không chứa đường và theo dõi lượng tiêu thụ vì một số loại sữa vẫn chứa carb tự nhiên.

5. **Các loại hạt và hạt giống:** Hạt chia, hạt lanh, hạt bí và hạt hướng dương là nguồn cung cấp chất béo tốt, chất xơ và protein thực vật. Đây là lựa chọn lý tưởng cho bữa phụ trong chế độ Atkins.

Thực phẩm cần tránh trong chế độ Atkins

Để duy trì ketosis và đạt hiệu quả giảm cân, người theo chế độ Atkins phải loại bỏ hoàn toàn các thực phẩm giàu carbohydrate tinh chế hoặc đường.

1. **Carbohydrate tinh chế và đường:** Bánh mì trắng, mì ống, gạo trắng, bánh kẹo, nước ngọt làm tăng đường huyết nhanh, phá vỡ trạng thái ketosis và cản trở quá trình đốt mỡ.
2. **Thực phẩm giàu tinh bột:** Khoai tây, khoai lang, ngô chứa lượng tinh bột cao, không phù hợp trong các giai đoạn đầu của Atkins.
3. **Trái cây nhiều đường:** Chuối, nho, dưa hấu và các loại trái cây ngọt có thể làm tăng lượng carbohydrate vượt mức cho phép mỗi ngày. Người theo Atkins cần tránh hoặc hạn chế tối đa trong giai đoạn khởi đầu.
4. **Thực phẩm chế biến sẵn:** Đồ ăn nhanh, đồ chiên rán và thực phẩm đóng gói thường chứa nhiều carb ẩn, chất béo xấu và phụ gia gây tăng cân. Loại bỏ nhóm thực phẩm này giúp kiểm soát carb tốt hơn và bảo vệ sức khỏe tim mạch.

10.5. BỮA ĂN MẪU

- **Menu món ăn:**
    - Bữa sáng: Trứng chiên với bơ và rau cải bó xôi.
    - Bữa trưa: Salad gà với dầu ô liu, bơ, và hạt chia.
    - Bữa tối: Cá hồi nướng với rau củ hấp (bông cải xanh, bí ngòi) và sốt kem bơ.
    - Bữa phụ: Hạnh nhân, quả bơ, hạt hướng dương.

- **Kế hoạch bữa ăn mẫu cho một tuần (giai đoạn khởi đầu):**
    - **Ngày 1:**
        - Sáng: Trứng chiên với bơ và rau cải bó xôi.
        - Trưa: Gà nướng với rau củ và sốt kem bơ.
        - Tối: Cá hồi nướng với bông cải xanh và súp lơ.

- **Ngày 2:**
  - Sáng: Sinh tố bơ và hạt chia.
  - Trưa: Salad tôm với dầu ô liu, bơ và hạt hướng dương.
  - Tối: Thịt bò nướng với bí ngòi và kem tươi.
- **Ngày 3:**
  - Sáng: bánh kếp từ bột hạnh nhân và kem tươi.
  - Trưa: Cá thu nướng với rau cải bó xôi và sốt bơ tỏi.
  - Tối: Thịt gà xào với nấm và bông cải xanh.
- **Ngày 4:**
  - Sáng: Trứng luộc và bơ.
  - Trưa: Salad gà với dầu ô liu, hạnh nhân và rau xanh.
  - Tối: Tôm hấp với rau xanh và kem bơ.
- **Ngày 5:**
  - Sáng: Sinh tố bơ và hạt lanh.
  - Trưa: Bò bít tết với rau củ nướng và sốt kem tươi.
  - Tối: Cá hồi nướng với bí ngòi và bông cải xanh.
- **Ngày 6:**
  - Sáng: Trứng chiên với nấm và bơ.
  - Trưa: Salad tôm với dầu ô liu, bơ và hạt chia.
  - Tối: Gà nướng với rau xanh và sốt kem tươi.
- **Ngày 7:**
  - Sáng: bánh kếp từ bột hạnh nhân và kem tươi.
  - Trưa: Cá thu nướng với rau cải bó xôi và sốt bơ tỏi.
  - Tối: Thịt bò nướng với bí ngòi và kem tươi.

10.6. TÀI LIỆU THAM KHẢO

Academy of Nutrition and Dietetics. *Academy of Nutrition and Dietetics Website*. https://www.eatright.org

American Dietetic Association (ADA). *American Dietetic Association Website*. https://www.eatrightpro.org

Atkins, R. C. (2009). *Dr. Atkins' New Diet Revolution*. Harper. ISBN 978-0060012038.

Atkins, R. C. (2009). *Dr. Atkins' New Diet Revolution*. Harper. ISBN 978-0060012038.

Atkins. *Atkins Official Website*. https://www.atkins.com

Gardner, C. D., Kiazand, A., Alhassan, S., et al. (2007). Comparison of the Atkins, Zone, Ornish, and LEARN Diets for Change in Weight and Related Risk Factors Among Overweight Premenopausal Women: The A TO Z Weight Loss Study: A Randomized Trial. *JAMA*, 297(9), 969-977. https://doi.org/10.1001/jama.297.9.969.

Harvard T.H. Chan School of Public Health. *Low-Carbohydrate Diets*. https://www.hsph.harvard.edu/nutritionsource/what-should-you-eat/low-carb-diet/

Heimowitz, C. (2011). *Atkins: Eat Right, Not Less: Your Guidebook for Living a Low-Carb and Low-Sugar Lifestyle*. Atria Books. ISBN 978-1451654970.

Heimowitz, C. (2011). *Atkins: Eat Right, Not Less: Your Guidebook for Living a Low-Carb and Low-Sugar Lifestyle*. Atria Books. ISBN 978-1451654970.

National Institutes of Health (NIH). *Carbohydrate and Protein in Diet*. https://www.nhlbi.nih.gov/health-topics/carbohydrates

Samaha, F. F., Iqbal, N. S., Seshadri, A. S., et al. (2003). Effects of Low-Carbohydrate vs Low-Fat Diets on Weight Loss, Hunger, and Satiety in Overweight Individuals. *Annals of Internal Medicine*, 140(10), 769-777. https://doi.org/10.7326/0003-4819-140-10-200305200-00004.

Westman, E. C., Phinney, S. D., & Volek, J. S. (2010). *The New Atkins for a New You: The Ultimate Diet for Shedding Weight and Feeling Great*. Atria Books. ISBN 978-1439190272.

Westman, E. C., Phinney, S. D., & Volek, J. S. (2010). *The New Atkins for a New You: The Ultimate Diet for Shedding Weight and Feeling Great*. Atria Books. ISBN 978-1439190272.

Chương 11: Chế độ dinh dưỡng DASH

11.1. CHẾ ĐỘ DINH DƯỠNG DASH LÀ GÌ?

Chế độ dinh dưỡng DASH (Dietary Approaches to Stop Hypertension) được xem như một mô hình ăn uống kết hợp giữa y học hiện đại phương Tây và quan niệm ăn uống điều hòa của Đông phương chúng ta. Mục tiêu chính của chế độ dinh dưỡng này là giảm huyết áp, là một trong những bệnh hay gặp nhất của người Việt, từ đó cải thiện sức khỏe tim mạch và giảm nguy cơ các bệnh mạn tính. Vì bệnh tim mạch là gốc rễ của nhiều vấn đề sức khỏe, từ đột quỵ, suy thận đến biến chứng tiểu đường, nên kiểm soát huyết áp bằng dinh dưỡng được xem là một trong những "chìa khóa vàng" để tăng tuổi thọ và chất lượng sống.

Chế độ dinh dưỡng DASH tập trung vào thực phẩm tự nhiên, giàu dinh dưỡng và hạn chế tối đa thực phẩm chế biến. Nhiều nghiên cứu đã chứng minh rằng DASH giúp giảm huyết áp tâm thu và tâm trương, giảm cholesterol LDL và cải thiện sức khỏe tim mạch tổng thể.

11.2. LỢI ÍCH CỦA DINH DƯỠNG DASH

Chế độ dinh dưỡng DASH không chỉ được thiết kế để kiểm soát huyết áp mà còn mang lại nhiều lợi ích toàn diện cho sức khỏe tim mạch và chuyển hóa. Nhiều nghiên cứu chất lượng cao đã chứng minh hiệu quả của DASH trên nhiều mặt, từ giảm huyết áp, cải thiện cholesterol đến hỗ trợ kiểm soát cân nặng và giảm nguy cơ tiểu đường.

1. **Giảm huyết áp:** DASH là một trong những chế độ ăn được nghiên cứu kỹ lưỡng nhất về hiệu quả điều trị tăng huyết áp.

Một nghiên cứu nổi bật đăng trên *New England Journal of Medicine* cho thấy chế độ DASH giúp giảm đáng kể huyết áp tâm thu và tâm trương cả ở những người đã có bệnh tăng huyết áp và cả những người có huyết áp bình thường nhưng muốn phòng ngừa.

2. **Cải thiện sức khỏe tim mạch:** Nhờ giảm muối, tăng chất xơ, tăng kali, magiê và ưu tiên thực phẩm tự nhiên, DASH giúp cải thiện nhiều chỉ số quan trọng của tim mạch. Nghiên cứu đăng trên *Journal of the American College of Cardiology* cho thấy chế độ DASH giúp giảm cholesterol mỡ LDL (xấu), tăng mỡ HDL (tốt) và giảm viêm, từ đó giảm nguy cơ nhồi máu cơ tim và đột quỵ.
3. **Kiểm soát cân nặng:** Do giàu chất xơ và có xu hướng ít calo hơn so với chế độ ăn thông thường, DASH giúp tăng cảm giác no, giảm lượng calo nạp vào và hỗ trợ kiểm soát cân nặng. Một nghiên cứu trên tạp chí *Obesity* cho thấy DASH có thể giúp giảm cân hiệu quả, đặc biệt khi kết hợp với luyện tập thể thao đều đặn.
4. **Ngăn ngừa tiểu đường loại 2:** DASH giúp ổn định đường huyết bằng cách giảm carbohydrate tinh chế và tăng lượng chất xơ tự nhiên. Nhờ đó, cơ thể phản ứng tốt hơn với insulin. Một nghiên cứu đăng trên *Diabetes Care* cho thấy chế độ dinh dưỡng DASH giúp cải thiện độ nhạy insulin và giảm nguy cơ phát triển tiểu đường loại 2.

11.3. THỰC PHẨM CHÍNH TRONG CHẾ ĐỘ DINH DƯỠNG DASH

Chế độ ăn DASH khuyến khích tăng cường các thực phẩm tự nhiên, ít chế biến và giàu dưỡng chất để hỗ trợ kiểm soát huyết áp và bảo vệ tim mạch.

1. **Trái cây:** Táo, cam, chuối, dâu tây và việt quất đều giàu vitamin, chất chống oxy hóa và kali, một khoáng chất quan trọng giúp cân bằng huyết áp và hỗ trợ chức năng tim mạch.

2. **Rau củ:** Rau cải xanh, cà rốt, bông cải xanh và cà chua là nguồn chất xơ, vitamin A, C và K dồi dào. Rau củ không chỉ giúp kiểm soát cân nặng mà còn cải thiện tiêu hóa và tăng sức đề kháng.

3. **Ngũ cốc nguyên hạt:** Gạo lứt, yến mạch, lúa mạch và quinoa cung cấp carbohydrate phức hợp, giúp ổn định đường huyết, kéo dài cảm giác no và giảm cholesterol xấu (LDL).

4. **Protein nạc:** Thịt gà bỏ da, các loại thịt nạc, cá, đậu và hạt là những nguồn protein ít chất béo bão hòa. Đây là nhóm thực phẩm quan trọng trong DASH vì giúp bảo vệ tim mạch và duy trì khối cơ.

5. **Sữa ít béo:** Sữa chua không đường, sữa ít béo và phô mai ít béo bổ sung canxi và vitamin D nhưng vẫn đảm bảo giảm lượng chất béo bão hòa trong khẩu phần ăn hằng ngày.

6. **Chất béo lành mạnh:** Dầu ô liu, dầu hạt cải và các loại hạt cung cấp chất béo không bão hòa đơn và đa, giúp giảm LDL, cải thiện HDL và giảm viêm toàn thân.

Thực phẩm cần tránh trong chế độ dinh dưỡng DASH

Để tối ưu hiệu quả giảm huyết áp và bảo vệ tim mạch, DASH hạn chế những thực phẩm có hàm lượng muối, đường và chất béo bão hòa cao.

1. **Thực phẩm chứa nhiều muối:** Đồ hộp, đồ ăn nhanh, xúc xích, thịt nguội và các sản phẩm chế biến sẵn thường chứa lượng natri rất cao, dễ gây tăng huyết áp và tạo gánh nặng cho thận.

2. **Đồ ngọt và đường tinh luyện:** Nước ngọt có ga, bánh kẹo và đồ ăn vặt chứa đường làm tăng đường huyết, tăng triglyceride và dẫn đến tăng cân — những yếu tố làm nặng thêm bệnh tim mạch.

3. **Chất béo bão hòa:** Thịt đỏ mỡ, bơ, mỡ động vật và các sản phẩm sữa béo làm tăng cholesterol LDL, thúc đẩy xơ vữa động mạch và gia tăng nguy cơ nhồi máu cơ tim.

11.4. CÔNG THỨC VÀ KẾ HOẠCH BỮA ĂN MẪU

- **Menu món ăn:**
  - Bữa sáng: Yến mạch nấu với sữa hạnh nhân, quả mọng và hạt chia.
  - Bữa trưa: Salad gà với rau xanh, dầu ô liu và giấm balsamic.
  - Bữa tối: Cá hồi nướng với rau củ hấp (bông cải xanh, bí ngòi) và quinoa.
  - Bữa phụ: Hạnh nhân, quả táo.
- **Kế hoạch bữa ăn mẫu cho một tuần:**
  - **Ngày 1:**
    - Sáng: Yến mạch nấu với sữa hạnh nhân, quả mọng và hạt chia.
    - Trưa: Gà nướng với rau củ và sốt kem bơ.
    - Tối: Cá hồi nướng với bông cải xanh và súp lơ.
  - **Ngày 2:**
    - Sáng: Sinh tố xanh (rau bina, chuối, táo, hạt lanh).
    - Trưa: Salad tôm với dầu ô liu, bơ và hạt hướng dương.
    - Tối: Thịt bò nướng với bí ngòi và kem tươi.
  - **Ngày 3:**
    - Sáng: Sữa chua không đường với hạt chia và quả mọng.
    - Trưa: bánh mì ngũ cốc nguyên hạt với thịt gà và rau sống.
    - Tối: Tôm hấp với rau xanh và quinoa.

- **Ngày 4:**
  - Sáng: Trứng luộc và bơ.
  - Trưa: Salad gà với dầu ô liu, hạnh nhân và rau xanh.
  - Tối: Cá thu nướng với rau cải bó xôi và sốt bơ tỏi.
- **Ngày 5:**
  - Sáng: Sinh tố bơ và hạt lanh.
  - Trưa: Salad đậu lăng với rau xanh và dầu ô liu.
  - Tối: Thịt gà hấp với bông cải xanh và quinoa.
- **Ngày 6:**
  - Sáng: Trứng chiên với nấm và bơ.
  - Trưa: Salad tôm với dầu ô liu, bơ và hạt chia.
  - Tối: Gà nướng với rau xanh và sốt kem tươi.
- **Ngày 7:**
  - Sáng: bánh kếp từ bột hạnh nhân và kem tươi.
  - Trưa: Cá thu nướng với rau cải bó xôi và sốt bơ tỏi.
  - Tối: Thịt bò nướng với bí ngòi và kem tươi.

11.5. TÀI LIỆU THAM KHẢO

Academy of Nutrition and Dietetics. DASH Diet and Heart Health. https://www.eatright.org/

American Heart Association. DASH Diet. https://www.heart.org/en/healthy-living/healthy-eating/eat-smart/nutrition-basics/dash-eating-plan

Appel, L. J., Sacks, F. M., Carey, V. J., et al. (2010). *Effects of the DASH Diet on Blood Pressure in Patients With and Without Metabolic Syndrome*. *Hypertension*, 56(6), 1007-1013.

Harvard T.H. Chan School of Public Health. DASH Diet. https://www.hsph.harvard.edu/nutritionsource/dash-diet

Heller, M. (2011). *The DASH Diet Action Plan: Proven to Lower Blood Pressure and Cholesterol Without Medication*. Grand Central Life & Style.

Heller, M. (2012). *The DASH Diet Weight Loss Solution: 2 Weeks to Drop Pounds, Boost Metabolism, and Get Healthy*. Grand Central Life & Style.

Levitan, E. B., Wolk, A., Mittleman, M. A. (2009). *Adherence to the DASH Diet and Risk of Heart Failure: Results from the Physicians' Health Study. American Journal of Preventive Medicine*, 36(6), 560-567.

Mayo Clinic. DASH Diet: Healthy Eating to Lower Your Blood Pressure. https://www.mayoclinic.org/healthy-lifestyle/nutrition-and-healthy-eating/in-depth/dash-diet

Moore, T. J., et al. (2001). *DASH Diet for Hypertension: Lower Your Blood Pressure in 14 Days—Without Drugs*. Free Press.

National Heart, Lung, and Blood Institute (NHLBI). DASH Eating Plan. https://www.nhlbi.nih.gov/education/dash-eating-plan

Siervo, M., Lara, J., Chowdhury, S., et al. (2015). *DASH Diet and Cardiovascular Risk Factors: A Systematic Review and Meta-Analysis. American Journal of Clinical Nutrition*, 102(2), 464-478.

Chương 12: Ăn Chay (Vegan)

12.1. CHẾ ĐỘ DINH DƯỠNG VEGAN LÀ GÌ?

Chế độ dinh dưỡng Vegan (thuần chay) là một trong những chế độ ăn ngày càng phổ biến tại Việt Nam, nhưng cũng tồn tại nhiều hiểu lầm xoay quanh giá trị dinh dưỡng và rủi ro sức khỏe. Theo định nghĩa chuẩn quốc tế, chế độ Vegan loại bỏ hoàn toàn tất cả thực phẩm có nguồn gốc động vật, bao gồm thịt, cá, trứng, sữa và thậm chí cả mật ong. Người ăn thuần chay chỉ sử dụng thực phẩm có nguồn gốc thực vật như rau củ, trái cây, ngũ cốc nguyên hạt, các loại đậu và hạt.

Tuy có nhiều lợi ích như giảm cholesterol, hỗ trợ cân nặng và giảm nguy cơ bệnh tim mạch, rủi ro lớn nhất của chế độ Vegan là thiếu hụt vi chất quan trọng - những vitamin và khoáng chất thường đến từ nguồn động vật như vitamin B12, vitamin D, sắt, canxi và kẽm. Nếu không được bổ sung đúng cách, người ăn thuần chay có thể gặp tình trạng thiếu máu, loãng xương, mệt mỏi, suy giảm miễn dịch hoặc ảnh hưởng chức năng thần kinh.

12.2. LỢI ÍCH CỦA CHẾ ĐỘ DINH DƯỠNG VEGAN

Chế độ dinh dưỡng Vegan có thể mang lại nhiều lợi ích sức khỏe cho quý vị. Những tác dụng này đã được nghiên cứu và ghi nhận trong nhiều y văn. Một trong những lợi ích quan trọng nhất của ăn chay là giảm nguy cơ và rủi ro mắc bệnh tim mạch. Vì chế độ thuần chay gần như không chứa chất béo bão hòa và cholesterol từ thịt và sản phẩm động vật, người ăn thuần chay có xu hướng duy trì mức lipid máu tốt hơn. Nghiên cứu đăng trên *Journal of the American Heart Association* cho thấy những người ăn chay có nguy cơ bệnh tim thấp hơn đáng kể so với những người ăn thịt thường xuyên.

Chế độ Vegan cũng hỗ trợ rất tốt cho kiểm soát cân nặng. Thực phẩm thực vật giàu chất xơ nhưng ít calo, giúp tạo cảm giác no lâu mà không tăng lượng calo nạp vào. Nghiên cứu công bố trên tạp chí *Obesity* cho thấy người theo chế độ Vegan có khả năng giảm cân và duy trì cân nặng hiệu quả hơn so với các chế độ ăn khác.

Một lợi ích quan trọng khác là giảm nguy cơ mắc tiểu đường type 2. Nhờ tăng cường chất xơ và hạn chế tối đa chất béo bão hòa, chế độ thuần chay giúp cải thiện độ nhạy insulin và ổn định đường huyết. Một nghiên cứu trên tạp chí *Nutrients* cho thấy chế độ Vegan có thể làm giảm nguy cơ phát triển tiểu đường type 2 ở nhóm có nguy cơ cao.

Ngoài ra, chế độ Vegan giàu chất xơ tự nhiên từ rau củ, trái cây, đậu và hạt giúp cải thiện sức khỏe tiêu hóa. Chất xơ nuôi dưỡng hệ vi sinh đường ruột, thúc đẩy nhu động ruột và ngăn ngừa táo bón. Một nghiên cứu đăng trên *Alimentary Pharmacology & Therapeutics* chứng minh rằng chế độ ăn giàu chất xơ có liên quan chặt chẽ đến sức khỏe tiêu hóa tốt hơn.

Cuối cùng, chế độ thuần chay còn giúp giảm nguy cơ mắc ung thư, đặc biệt là ung thư vú và ung thư đại tràng. Thực phẩm thực vật chứa nhiều chất chống oxy hóa, polyphenol và các hợp chất thực vật có khả năng bảo vệ tế bào khỏi tổn thương do gốc tự do. Nghiên cứu từ *Cancer Epidemiology, Biomarkers & Prevention* cho thấy những người ăn chay có nguy cơ mắc một số loại ung thư thấp hơn so với người ăn thịt.

12.3. THỰC PHẨM CHÍNH TRONG CHẾ ĐỘ DINH DƯỠNG VEGAN

Khi ăn thuần chay, quý vị có thể duy trì một chế độ dinh dưỡng đầy đủ và phong phú nếu lựa chọn đúng thực phẩm từ nguồn thực vật. Các nhóm thực phẩm dưới đây là nền tảng quan trọng giúp cung cấp vitamin, khoáng chất, protein và chất béo lành mạnh.

1. **Trái cây:** Bao gồm táo, cam, chuối, dâu tây, việt quất, xoài và các loại trái cây tươi khác. Đây là nguồn vitamin C, chất chống oxy hóa và chất xơ rất tốt cho hệ miễn dịch và hệ tiêu hóa.
2. **Rau củ:** Nhiều loại rau cải xanh, cà rốt, bông cải xanh, cà chua, ớt chuông và các loại rau củ giàu vitamin A, C, K, folate và khoáng chất. Rau củ là phần quan trọng của chế độ Vegan, giúp duy trì sức khỏe tim mạch, tiêu hóa và phòng bệnh mạn tính.
3. **Ngũ cốc nguyên hạt:** Gạo lứt, yến mạch, lúa mạch, quinoa là nguồn carbohydrate phức hợp, cung cấp năng lượng bền vững, đồng thời bổ sung chất xơ giúp ổn định đường huyết.
4. **Protein thực vật:** Đậu xanh, đậu đen, đậu lăng, đậu phụ (tofu), tempeh, và các sản phẩm từ đậu nành là nguồn protein chính cho người ăn thuần chay. Các thực phẩm này giàu amino acid, sắt thực vật, canxi (tofu), và rất quan trọng để duy trì cơ bắp.
5. **Các loại hạt và hạt giống:** Hạnh nhân, hạt chia, hạt lanh, hạt hướng dương, óc chó giúp cung cấp omega-3, chất béo không bão hòa, chất xơ và protein thực vật.
6. **Chất béo lành mạnh:** Dầu ô-liu, dầu dừa, bơ thực vật, quả bơ, hạt óc chó và các loại hạt khác là những nguồn chất béo tốt giúp hỗ trợ hoạt động não bộ, tim mạch và hấp thu vitamin tan trong dầu.

12.4. BỮA ĂN MẪU

Có rất nhiều món ăn chay ngon quý vị có thể làm hằng ngày. Xem thêm các Youtuber về nấu ăn chay quý vị sẽ thấy món chay không chỉ là đậu hũ và rau luộc.

- **Menu món ăn chay**
    - Bữa sáng: Sinh tố xanh (rau bina, chuối, táo, hạt lanh, sữa hạnh nhân).

- Bữa trưa: Salad đậu lăng với rau xanh, dầu ô liu và giấm balsamic.
- Bữa tối: Đậu phụ xào rau củ (bông cải xanh, cà rốt, ớt chuông) với quinoa.
- Bữa phụ: Hạnh nhân, quả táo.

- **Kế hoạch bữa ăn mẫu cho một tuần:**
  - **Ngày 1:**
    - Sáng: Sinh tố xanh (rau bina, chuối, táo, hạt lanh, sữa hạnh nhân).
    - Trưa: Salad đậu lăng với rau xanh, dầu ô liu và giấm balsamic.
    - Tối: Đậu phụ xào rau củ (bông cải xanh, cà rốt, ớt chuông) với quinoa.
  - **Ngày 2:**
    - Sáng: Yến mạch nấu với sữa hạnh nhân, quả mọng và hạt chia.
    - Trưa: Bánh mì ngũ cốc nguyên hạt với bơ hạnh nhân và chuối.
    - Tối: Đậu hũ nướng với rau củ hấp và sốt bơ tỏi.
  - **Ngày 3:**
    - Sáng: Sữa chua không đường từ đậu nành với hạt chia và quả mọng.
    - Trưa: Salad quinoa với đậu chickpea, rau xanh và dầu ô liu.
    - Tối: Tempeh xào rau củ với gạo lứt.
  - **Ngày 4:**
    - Sáng: Trái cây tươi (táo, cam, dâu tây) và hạt lanh.

- Trưa: Bánh mì ngũ cốc nguyên hạt với hummus và rau sống.
- Tối: Đậu lăng hầm với rau củ (cà rốt, khoai tây, hành tây).

○ **Ngày 5:**

- Sáng: Sinh tố bơ và hạt chia.
- Trưa: Salad đậu xanh với rau xanh và dầu ô liu.
- Tối: Nấm xào với bông cải xanh và quinoa.

○ **Ngày 6:**

- Sáng: Yến mạch nấu với sữa hạnh nhân, hạt hướng dương và quả việt quất.
- Trưa: Bánh mì ngũ cốc nguyên hạt với bơ hạnh nhân và chuối.
- Tối: Đậu phụ xào với nấm và rau cải bó xôi.

○ **Ngày 7:**

- Sáng: Sinh tố xanh (rau bina, chuối, táo, hạt lanh, sữa hạnh nhân).
- Trưa: Salad quinoa với đậu chickpea, rau xanh và dầu ô liu.
- Tối: Tempeh nướng với rau củ hấp và sốt bơ tỏi.

12.5. TÀI LIỆU THAM KHẢO

Academy of Nutrition and Dietetics. *Vegan Nutrition*. Eatright.org. www.eatright.org

Davis, B., & Melina, V. (2014). *Becoming Vegan: The Complete Reference to Plant-Based Nutrition*. Book Publishing Company.

Forks Over Knives. *Plant-Based Nutrition*. ForksOverKnives.com. www.forksoverknives.com

Greger, M. (2015). *How Not to Die: Discover the Foods Scientifically Proven to Prevent and Reverse Disease*. Flatiron Books.

Kahn, J. (2018). *The Plant-Based Solution: America's Healthy Heart Doc's Plan to Power Your Health*. Greenleaf Book Group Press.

NutritionFacts.org. *Evidence-Based Nutrition*. NutritionFacts.org. www.nutritionfacts.org

Plant-Based Dietitian. *Nutrition Resources*. PlantBasedDietitian.com. www.plantbaseddietitian.com

Vegan Society. *Vegan Diet and Nutrition*. VeganSociety.com. www.vegansociety.com

Vietnam Dietetic Association (VDS). *Plant-Based Diet Guidelines in Vietnam*. VDS. www.vds.org.vn

Chương 13: Chế độ dinh dưỡng Paleo

13.1. CHẾ ĐỘ DINH DƯỠNG PALEO LÀ GÌ?

Chế độ dinh dưỡng Paleo là một chế độ ăn uống có lịch sử rất thú vị, dựa trên giả thuyết rằng con người hiện đại nên ăn giống tổ tiên như ông cha ta thời tiền sử, những người sống nhờ vào săn bắt và hái lượm. Về bản chất, đây là một chế độ ăn ưu tiên thực phẩm tự nhiên, nguyên bản, ít hoặc không qua chế biến, đồng thời loại bỏ hầu hết các sản phẩm công nghiệp hiện đại. Nhiều người ngày nay tìm đến chế độ Paleo vì lo ngại những tác hại của thực phẩm chế biến sẵn đối với sức khỏe, từ béo phì, tiểu đường đến rối loạn chuyển hóa.

Tuy nhiên, một trong những khó khăn lớn nhất của chế độ này là làm sao chúng ta có thể tìm được thực phẩm "nguyên bản" như thời xa xưa. Thực phẩm ngày nay gần như đều qua chế biến hoặc xử lý ở mức độ nào đó, nên việc tái tạo hoàn toàn chế độ "ăn lông ở lỗ" của người tiền sử là điều không thể. Dù vậy, Paleo vẫn nhấn mạnh việc lựa chọn thực phẩm càng tự nhiên càng tốt, ưu tiên các loại organic, thực phẩm tươi và hạn chế thực phẩm đóng gói.

Với những ai đang hoặc muốn áp dụng chế độ Paleo, điều quan trọng là phải kiểm tra định kỳ nồng độ vitamin B12 và vitamin D, vì việc loại bỏ ngũ cốc và sữa có thể dẫn đến thiếu hụt các vitamin và khoáng chất cần thiết.

13.2. LỢI ÍCH CỦA CHẾ ĐỘ DINH DƯỠNG PALEO

Nhiều nghiên cứu cho thấy chế độ dinh dưỡng Paleo mang lại một số lợi ích sức khỏe, đặc biệt trong kiểm soát cân nặng, cải thiện chuyển hóa và sức khỏe tim mạch. Vì tập trung vào thực phẩm tự nhiên, ít chế biến và giàu protein - chất xơ, Paleo được xem là một lựa chọn dinh dưỡng phù hợp cho những ai muốn thay đổi lối sống theo hướng lành mạnh.

Một trong những lợi ích nổi bật nhất là giảm cân và kiểm soát cân nặng. Việc loại bỏ thực phẩm chế biến sẵn và ưu tiên rau củ, thịt nạc, hải sản, hạt và trái cây ít đường giúp giảm lượng calo rỗng và tăng cảm giác no. Một nghiên cứu đăng trên *Journal of Internal Medicine* cho thấy những người theo chế độ Paleo giảm cân nhiều hơn so với những người áp dụng chế độ ăn ít chất béo truyền thống.

Dinh dưỡng kiểu Paleo cũng có thể cải thiện sức khỏe tim mạch. Nhiều thực phẩm trong chế độ này có khả năng giảm cholesterol LDL ("cholesterol xấu"), tăng HDL ("cholesterol tốt"), giảm huyết áp và giảm viêm toàn thân. Một nghiên cứu công bố trên *European Journal of Clinical Nutrition* cho thấy chế độ ăn Paleo cải thiện đáng kể các yếu tố nguy cơ tim mạch ở người trưởng thành khỏe mạnh.

Ngoài ra, chế độ này còn giúp kiểm soát đường huyết và giảm nguy cơ tiểu đường loại 2. Khi giảm bớt carbohydrate tinh chế và đường thêm vào, đường huyết trở nên ổn định hơn và cơ thể nhạy insulin tốt hơn. Nghiên cứu đăng trên *Diabetes, Metabolic Syndrome and Obesity: Targets and Therapy* đã chỉ ra rằng chế độ Paleo giúp cải thiện mức đường huyết và độ nhạy insulin ở bệnh nhân tiểu đường loại 2.

Một lợi ích khác của Paleo là cải thiện chức năng tiêu hóa. Chế độ ăn giàu chất xơ tự nhiên từ rau củ và các loại hạt giúp nuôi dưỡng lợi khuẩn đường ruột, ngăn ngừa táo bón và cải thiện các triệu chứng rối loạn tiêu hóa. *World Journal of Gastroenterology* ghi nhận rằng chế độ Paleo mang lại nhiều lợi ích cho hệ tiêu hóa, đặc biệt ở những người thường gặp đầy bụng hoặc khó tiêu.

13.3. THỰC PHẨM CHÍNH TRONG CHẾ ĐỘ PALEO

Trong chế độ dinh dưỡng Paleo, quý vị tập trung vào các thực phẩm tự nhiên, ít qua chế biến, giống như nguồn thực phẩm mà tổ tiên người tiền sử từng sử dụng.

1. **Thịt và cá:** Bao gồm thịt bò, thịt gà, thịt lợn, cá hồi, cá thu, tôm, mực và các loại hải sản khác. Đây là nguồn cung cấp protein chất lượng cao và chất béo lành mạnh. Tuy nhiên, quý vị nên ưu tiên hấp, luộc, áp chảo ít dầu, thay vì chiên xào để giảm lượng chất béo bão hòa và tránh tạo sản phẩm oxy hóa không tốt cho sức khỏe.
2. **Trái cây và rau củ:** Táo, cam, chuối, dâu tây, việt quất, rau cải xanh, cà rốt, bông cải xanh, cà chua và các loại rau củ khác là nguồn cung cấp vitamin, khoáng chất, chất xơ và chất chống oxy hóa quan trọng. Đây là phần không thể thiếu để duy trì sức khỏe đường ruột và hệ miễn dịch.
3. **Các loại hạt và hạt giống:** Hạnh nhân, hạt chia, hạt lanh, hạt hướng dương và các loại hạt khác đều giàu chất béo không bão hòa, protein thực vật và chất xơ. Đây là nguồn năng lượng tốt và giúp kéo dài cảm giác no.
4. **Chất béo lành mạnh:** Dầu ô liu, dầu dừa, quả bơ, hạt óc chó, hạt hạnh nhân cung cấp chất béo không bão hòa có lợi cho tim mạch và hỗ trợ hấp thu vitamin tan trong dầu.
5. **Trứng:** Trứng gà, trứng vịt là nguồn protein chất lượng cao, giàu vitamin B12, D và choline - dưỡng chất quan trọng cho não bộ.

13.4. BỮA ĂN MẪU

- **Menu món ăn:**
    - Bữa sáng: Trứng chiên với bơ và rau cải bó xôi.
    - Bữa trưa: Salad gà với rau xanh, dầu ô liu và giấm balsamic.

    - Bữa tối: Cá hồi nướng với rau củ hấp (bông cải xanh, bí ngòi) và sốt kem bơ.
    - Bữa phụ: Hạnh nhân, quả táo.

- **Kế hoạch bữa ăn mẫu cho một tuần:**

  - **Ngày 1:**
    - Sáng: Trứng chiên với bơ và rau cải bó xôi.
    - Trưa: Gà nướng với rau củ và sốt kem bơ.
    - Tối: Cá hồi nướng với bông cải xanh và súp lơ.
  - **Ngày 2:**
    - Sáng: Sinh tố bơ và hạt chia.
    - Trưa: Salad tôm với dầu ô liu, bơ và hạt hướng dương.
    - Tối: Thịt bò nướng với bí ngòi và kem tươi.
  - **Ngày 3:**
    - Sáng: Bánh kếp từ bột hạnh nhân và kem tươi.
    - Trưa: Cá thu nướng với rau cải bó xôi và sốt bơ tỏi.
    - Tối: Gà xào với nấm và bông cải xanh.
  - **Ngày 4:**
    - Sáng: Trứng luộc và bơ.
    - Trưa: Salad gà với dầu ô liu, hạnh nhân và rau xanh.
    - Tối: Tôm hấp với rau xanh và kem bơ.
  - **Ngày 5:**
    - Sáng: Sinh tố bơ và hạt lanh.
    - Trưa: Bò bít tết với rau củ nướng và sốt kem tươi.
    - Tối: Cá hồi nướng với bí ngòi và bông cải xanh.

- **Ngày 6:**
    - Sáng: Trứng chiên với nấm và bơ.
    - Trưa: Salad tôm với dầu ô liu, bơ và hạt chia.
    - Tối: Gà nướng với rau xanh và sốt kem tươi.
- **Ngày 7:**
    - Sáng:Bánh kếp từ bột hạnh nhân và kem tươi.
    - Trưa: Cá thu nướng với rau cải bó xôi và sốt bơ tỏi.
    - Tối: Thịt bò nướng với bí ngòi và kem tươi.

13.5. TÀI LIỆU THAM KHẢO

Ballantyne, S. (2014). *The Paleo Approach: Reverse Autoimmune Disease and Heal Your Body*. Victory Belt Publishing. ISBN 978-0989658402.

Cordain, L. (2002). *The Paleo Diet: Lose Weight and Get Healthy by Eating the Foods You Were Designed to Eat*. Wiley. ISBN 978-0471187666.

Cordain, L. *The Paleo Diet™*. https://thepaleodiet.com.

Mallinson, R. J., & Murton, A. J. (2013). Does the Paleo Diet Affect an Athlete's Health and Sport Performance? *Sports Medicine*, *43*(10), 943-962. https://doi.org/10.1007/s40279-013-0085-7

Nerd Fitness. https://nerdfitness.com

Paleo Leap. *Paleo Leap*. https://paleoleap.com.

Radzimińska, A., Strączyńska, A., Weber-Rajek, M., Strojek, K., Piekorz, Z., & Sowińska, A. (2021). Paleolithic Diet—Effect on the Health Status and Performance of Professional Athletes. *Journal of Clinical Medicine*, *10*(5), 1221. https://doi.org/10.3390/jcm10051221

Sanfilippo, D. (2012). *Practical Paleo: A Customized Approach to Health and a Whole-Foods Lifestyle*. Victory Belt Publishing. ISBN 978-0984755106.

Sisson, M. *Mark's Daily Apple*. https://marksdailyapple.com

Vietnam Dietetic Association (VDS). *Plant-Based Diet Guidelines in Vietnam*. VDS. www.vds.org.vn

Wolf, R. (2010). *The Paleo Solution: The Original Human Diet*. Victory Belt Publishing. ISBN 978-0982522706.

Chương 14: Dinh dưỡng không gluten (Gluten-Free)

14.1. CHẾ ĐỘ DINH DƯỠNG KHÔNG GLUTEN LÀ GÌ?

Gluten là một loại protein tự nhiên có trong một số loại ngũ cốc, như lúa mì, lúa mạch, hay lúa mạch đen. Gluten có 2 nhóm chính: *Gliadin* là thành phần thường gây phản ứng miễn dịch cho bệnh Celiac và *Glutenin* là phần giúp tạo đàn hồi cho bột. Với đa số quý vị, gluten thường hoàn toàn không gây hại.

Chế độ dinh dưỡng không gluten (gluten-free diet) là một lựa chọn hiệu quả cho những người có hệ miễn dịch nhạy cảm hoặc thường xuyên bị dị ứng thực phẩm có Gluten. Đây là chế độ ăn loại bỏ hoàn toàn gluten, một loại protein có trong lúa mì, lúa mạch và lúa mạch đen. Chế độ dinh dưỡng này đóng vai trò thiết yếu đối với bệnh nhân celiac, những người nhạy cảm với gluten nhưng không phải celiac, hay người dị ứng với lúa mì. Các nghiên cứu gần đây cũng cho thấy chế độ không gluten còn có thể hỗ trợ cải thiện một số bệnh lý liên quan đến hệ miễn dịch và da liễu, như viêm da dạng herpes, bệnh tự miễn và một số rối loạn tiêu hóa mạn tính.

Tuy nhiên, điểm hạn chế lớn nhất của chế độ không gluten là chi phí thực phẩm thường cao hơn, do nguồn cung hạn chế và phải trải qua quy trình sản xuất nghiêm ngặt để loại bỏ hoàn toàn gluten. Ngoài ra, nhiều sản phẩm gluten-free công nghiệp thường được chế biến tinh hơn và có thể chứa đường hoặc chất béo cao hơn để tăng hương vị, nên bệnh nhân cần lựa chọn cẩn thận.

14.2. LỢI ÍCH CỦA CHẾ ĐỘ DINH DƯỠNG KHÔNG GLUTEN

Chế độ dinh dưỡng không gluten (gluten-free diet) không chỉ là xu hướng mà là phương pháp điều trị bắt buộc cho bệnh nhân bệnh celiac. Với những người mắc bệnh này, gluten gây viêm và phá hủy niêm mạc ruột non, dẫn đến kém hấp thu, thiếu dinh dưỡng và hàng loạt biến chứng nghiêm trọng. Nghiên cứu đăng trên *The American Journal of Gastroenterology* cho thấy việc loại bỏ hoàn toàn gluten giúp giảm triệu chứng rõ rệt và thúc đẩy quá trình lành niêm mạc ruột, từ đó cải thiện sức khỏe toàn diện cho bệnh nhân celiac.

Không chỉ celiac, những người nhạy cảm với gluten không celiac (non-celiac gluten sensitivity) cũng có thể đạt được lợi ích đáng kể khi áp dụng chế độ không gluten. Nhóm bệnh nhân này thường gặp các triệu chứng như đau bụng, đầy hơi, tiêu chảy, mệt mỏi hoặc sương mù não (brain fog). Một nghiên cứu đăng trên *BMC Medicine* xác nhận rằng chế độ không gluten giúp giảm đáng kể các triệu chứng này, cải thiện chất lượng sống và sức khỏe tiêu hóa.

Đối với những người dị ứng với lúa mì, chế độ không gluten là điều bắt buộc để tránh phản ứng dị ứng như mề đay, khó thở, đau bụng hoặc thậm chí phản ứng phản vệ nặng. Nghiên cứu trên *Journal of Allergy and Clinical Immunology* cho thấy chế độ không gluten mang lại lợi ích rõ rệt trong việc kiểm soát triệu chứng và phòng ngừa tái phát.

Ngoài các nhóm bệnh lý kể trên, một số người không mắc celiac hay dị ứng cũng cho biết họ cảm thấy nhẹ nhàng hơn, ít đầy hơi và tràn đầy năng lượng hơn khi áp dụng chế độ không gluten. Tuy chưa có nghiên cứu mạnh mẽ chứng minh lợi ích này ở người khỏe mạnh, nhưng có thể giải thích do họ đã loại bỏ bớt thức ăn chế biến sẵn và tăng lượng thực phẩm tươi - lành mạnh.

14.3. THỰC PHẨM CHÍNH TRONG CHẾ ĐỘ DINH DƯỠNG KHÔNG GLUTEN

Khi áp dụng chế độ không gluten, quý vị có thể hoàn toàn duy trì một thực đơn phong phú và đầy đủ dưỡng chất nếu lựa chọn đúng thực phẩm tự nhiên, nguyên chất và không qua chế biến.

1. **Trái cây và rau củ tươi:** Tất cả các loại trái cây và rau củ đều không chứa gluten tự nhiên, cung cấp vitamin, khoáng chất và chất xơ giúp cải thiện hệ tiêu hóa và tăng cường sức đề kháng.
2. **Thịt, cá và trứng:** Thịt gà, thịt bò, thịt heo, cá, hải sản và trứng đều là nguồn protein tự nhiên không chứa gluten. Lưu ý chọn loại không tẩm ướp hoặc chế biến sẵn để tránh gluten ẩn trong gia vị hoặc lớp bột áo.
3. **Các loại đậu và hạt:** Đậu xanh, đậu đen, đậu lăng, hạnh nhân, hạt chia, hạt lanh và các loại hạt khác là nguồn protein thực vật và chất béo lành mạnh, hoàn toàn an toàn cho người ăn gluten-free.
4. **Ngũ cốc không chứa gluten:** Quý vị có thê chọn các loại tinh bột tự nhiên như:
    - Gạo
    - Ngô
    - Quinoa
    - Kiều mạch (buckwheat)
    - Yến mạch được chứng nhận không gluten (vì yến mạch thông thường dễ bị nhiễm chéo gluten trong quá trình sản xuất)
5. **Sản phẩm từ sữa:** Sữa, phô mai, sữa chua nguyên bản không chứa gluten. Tuy nhiên, nên tránh các loại sữa có hương vị hoặc sản phẩm sữa chế biến sẵn có thể chứa phụ gia gluten.

6. **Chất béo lành mạnh:** Dầu ô liu, dầu dừa, bơ, các loại hạt và các loại dầu thực vật nguyên chất đều an toàn và cung cấp năng lượng tốt.

Thực phẩm cần tránh trong chế độ không gluten

Để đảm bảo an toàn cho bệnh nhân celiac và người nhạy cảm gluten, cần loại bỏ hoàn toàn các thực phẩm có chứa gluten hoặc có nguy cơ nhiễm chéo.

1. **Ngũ cốc chứa gluten:** Cần tránh hoàn toàn các loại ngũ cốc và sản phẩm sau:
    - Lúa mì (wheat)
    - Lúa mạch (barley)
    - Lúa mạch đen (rye)
    - Bánh mì, mì ống, bún mì từ lúa mì, bánh quy, bánh ngọt
2. **Thực phẩm chế biến sẵn có chứa gluten:** Bánh kẹo, đồ ăn nhanh, thực phẩm đóng hộp, pizza đông lạnh, bánh snack, các loại bột chiên giòn đều có nguy cơ cao chứa gluten.
3. **Gluten ẩn trong gia vị và nước sốt:** Nhiều sản phẩm tưởng chừng "vô hại" lại chứa gluten dưới dạng chất làm đặc hoặc phụ gia, ví dụ:
    - Nước tương
    - Nước sốt (gravy, pasta sauce)
    - Gia vị trộn sẵn (seasoning mix)
    - Súp kem hoặc các loại nước dùng đóng hộp

Do đó, luôn đọc nhãn mác và ưu tiên sản phẩm có chứng nhận *"Gluten-Free"* để tránh nguy cơ nhiễm chéo gluten.

14.4. BỮA ĂN MẪU

- **Menu món ăn:**
  - Bữa sáng: Yến mạch không chứa gluten nấu với sữa hạnh nhân, quả mọng và hạt chia.
  - Bữa trưa: Salad gà với rau xanh, dầu ô liu và giấm balsamic.
  - Bữa tối: Cá hồi nướng với rau củ hấp (bông cải xanh, bí ngòi) và quinoa.
  - Bữa phụ: Hạnh nhân, quả táo.
- **Kế hoạch bữa ăn mẫu cho một tuần:**
  - **Ngày 1:**
    - Sáng: Yến mạch không chứa gluten nấu với sữa hạnh nhân, quả mọng và hạt chia.
    - Trưa: Gà nướng với rau củ và sốt kem bơ.
    - Tối: Cá hồi nướng với bông cải xanh và súp lơ.
  - **Ngày 2:**
    - Sáng: Sinh tố xanh (rau bina, chuối, táo, hạt lanh).
    - Trưa: Salad tôm với dầu ô liu, bơ và hạt hướng dương.
    - Tối: Thịt bò nướng với bí ngòi và kem tươi.
  - **Ngày 3:**
    - Sáng: Sữa chua không đường từ đậu nành với hạt chia và quả mọng.
    - Trưa: Bánh mì không chứa gluten với bơ hạnh nhân và chuối.
    - Tối: Tôm hấp với rau xanh và quinoa.

- **Ngày 4:**
  - Sáng: Trứng luộc và bơ.
  - Trưa: Salad gà với dầu ô liu, hạnh nhân và rau xanh.
  - Tối: Cá thu nướng với rau cải bó xôi và sốt bơ tỏi.
- **Ngày 5:**
  - Sáng: Sinh tố bơ và hạt chia.
  - Trưa: Salad đậu xanh với rau xanh và dầu ô liu.
  - Tối: Đậu phụ xào rau củ với gạo lứt.
- **Ngày 6:**
  - Sáng: Yến mạch không chứa gluten nấu với sữa hạnh nhân, hạt hướng dương và quả việt quất.
  - Trưa: Bánh mì không chứa gluten với bơ hạnh nhân và chuối.
  - Tối: Cá hồi nướng với rau củ hấp và quinoa.
- **Ngày 7:**
  - Sáng: Sinh tố xanh (rau bina, chuối, táo, hạt lanh, sữa hạnh nhân).
  - Trưa: Salad quinoa với đậu chickpea, rau xanh và dầu ô liu.
  - Tối: Tempeh xào rau củ với gạo lứt

14.5. TÀI LIỆU THAM KHẢO

Case, S. (2012). *Gluten-Free Diet: A Comprehensive Resource Guide*. Case Nutrition Consulting. ISBN 978-0978034064.

Green, P. H. R., & Cellier, C. (2007). Celiac disease and gluten sensitivity: A comprehensive review for primary care physicians. *Annals of Internal Medicine*, 146(3), 1-8. https://doi.org/10.7326/0003-4819-146-3-200702060-00009.

Lebwohl, B., Green, P. H. R., & Rubio-Tapia, A. (2018). Gluten-free diet: Imprudent dietary advice for the general population? *Journal of the American Medical Association (JAMA)*, 319(13), 1356-1357. https://doi.org/10.1001/jama.2018.1393.

Lee, A., & Leffler, D. A. (2011). The nutritional quality of gluten-free foods. *Gluten-Free Living*. https://www.glutenfreeliving.com.

Pietzak, M. B. (2012). Nutritional considerations of the gluten-free diet. *Gastroenterology & Hepatology*, 8(7), 466-473. https://www.ncbi.nlm.nih.gov/pmc/articles/PMC3353426/.

Rockridge Press. (2013). *The Celiac Disease Diet Plan: Healthy Gluten-Free Recipes and Meals to Manage Celiac Disease*. Rockridge Press. ISBN 978-1623152821.

Thompson, T. (2008). *The Gluten-Free Nutrition Guide*. Hachette Books. ISBN 978-0316173514.

Chương 15: Dinh dưỡng Low carb whole food (LCWF)

15.1. CHẾ ĐỘ DINH DƯỠNG LCWG LÀ GÌ?

Chế độ dinh dưỡng Low Carb Whole Food (LCWF) là một mô hình ăn uống tổng hợp, kết hợp những ưu điểm của nhiều chế độ dinh dưỡng hiện đại, đặc biệt là Paleo, Keto nhẹ và chế độ ăn "clean eating". LCWF tập trung vào việc giảm carbohydrate tinh chế và tăng cường thực phẩm nguyên chất, giúp ổn định đường huyết, cải thiện cân nặng và nâng cao sức khỏe tổng thể. Đây là chế độ ăn phù hợp cho những người muốn tránh thực phẩm chế biến sẵn và hướng đến lối sống lành mạnh lâu dài.

Một nguyên tắc quan trọng của LCWF là giảm tối đa carbohydrate tinh chế, bao gồm đường, bánh mì trắng, mì ống, gạo trắng và các loại thực phẩm giàu tinh bột dễ chuyển thành đường trong cơ thể. Việc hạn chế nhóm thực phẩm này giúp giảm sự dao động đường huyết, tạo cảm giác no lâu hơn và hỗ trợ giảm cân bền vững.

LCWF cũng nhấn mạnh việc ưu tiên thực phẩm nguyên chất, chưa qua chế biến hoặc chỉ chế biến tối thiểu. Các thực phẩm như rau củ, trái cây ít đường, thịt nạc, cá, trứng, các loại hạt và dầu thực vật tự nhiên là nền tảng chính của chế độ này. Đây là những thực phẩm giàu chất xơ, vitamin, khoáng chất và chất chống oxy hóa, các yếu tố quan trọng giúp nuôi dưỡng hệ tiêu hóa, tăng cường miễn dịch và giảm viêm.

Về nguồn năng lượng, LCWF khuyến khích chọn protein và chất béo lành mạnh. Protein đến từ thịt, cá, trứng và đậu phụ giúp duy trì khối cơ, tăng cảm giác no và ổn định đường huyết.

Chất béo lành mạnh từ dầu olive, quả bơ, các loại hạt và dầu thực vật nguyên chất hỗ trợ chức năng não bộ, tim mạch và giảm viêm toàn thân.

LCWF là chế độ linh hoạt, dễ áp dụng và không quá hạn chế như Keto hay Paleo hoàn toàn, phù hợp với đại đa số người muốn ăn lành mạnh, giảm cân và kiểm soát đường huyết mà vẫn duy trì năng lượng cho công việc hằng ngày.

15.2. LỢI ÍCH CỦA DINH DƯỠNG LCWF

Chế độ dinh dưỡng low carb ngày càng được quan tâm do nhiều nghiên cứu cho thấy hiệu quả rõ rệt trong việc giảm cân, cải thiện chuyển hóa và nâng cao sức khỏe tổng thể. Việc giảm carbohydrate tinh chế và thay thế bằng thực phẩm nguyên chất giúp cơ thể hoạt động ổn định hơn, giảm dao động đường huyết và cải thiện các chỉ số sức khỏe quan trọng.

Một trong những lợi ích nổi bật nhất của chế độ low carb là giảm cân và kiểm soát cân nặng. Nhiều nghiên cứu chứng minh rằng chế độ low carb giúp giảm cân nhanh hơn so với chế độ ăn ít chất béo truyền thống. Lý do là khi giảm carbohydrate, cơ thể giảm tiết insulin, hormone lưu trữ năng lượng, từ đó tăng quá trình đốt mỡ. Low carb cũng giúp tăng cảm giác no, giảm cảm giác đói và dẫn đến giảm tổng lượng calo tiêu thụ mà không cần phải nhịn ăn quá mức.

Low carb còn mang lại lợi ích đáng kể cho sức khỏe tim mạch. Nhiều nghiên cứu ghi nhận rằng chế độ này giúp giảm triglyceride, tăng HDL (cholesterol tốt) và đôi khi có thể cải thiện huyết áp. Các thay đổi này góp phần làm giảm nguy cơ bệnh lý tim mạch trong dài hạn, đặc biệt ở những người có rối loạn lipid máu hoặc hội chứng chuyển hóa.

Trong quản lý bệnh tiểu đường, chế độ low carb cho thấy hiệu quả rõ rệt trong việc kiểm soát đường huyết. Khi giảm lượng carbohydrate, mức đường huyết sau ăn không tăng đột ngột, giúp cơ thể kiểm soát đường tốt hơn và giảm nhu cầu insulin. Đây là lý do low carb đặc biệt hữu ích cho bệnh nhân tiểu đường loại 2 hoặc người có tình trạng tiền tiểu đường.

Bên cạnh đó, chế độ low carb còn có tác động tích cực đến hội chứng chuyển hóa - một nhóm yếu tố nguy cơ bao gồm béo bụng, cao huyết áp, đường huyết cao và rối loạn lipid máu. Bằng cách giảm insulin, giảm tích tụ mỡ bụng và cải thiện lipid máu, low carb có thể giúp đảo ngược nhiều thành phần của hội chứng này và giảm nguy cơ bệnh tim mạch, đột quy trong tương lai.

15.3. THỰC PHẨM CHÍNH CỦA CHẾ ĐỘ LCWF

Thực phẩm nên ăn

Trong chế độ Low Carb Whole Food, quý vị nên ưu tiên những thực phẩm tươi, tự nhiên, ít qua chế biến để tối ưu hóa dinh dưỡng và hạn chế lượng carbohydrate tinh chế.

1. **Trái cây và rau củ tươi:** Tập trung vào các loại rau củ và trái cây tươi, ít xào nấu, ưu tiên hấp hoặc luộc nhẹ để giữ lại vitamin và khoáng chất. Đây là nguồn cung cấp chất xơ, vitamin và chất chống oxy hóa quan trọng.
2. **Thịt, cá và trứng:** Bao gồm thịt gà, thịt bò, thịt lợn, các loại cá, hải sản và trứng tươi. Quý vị nên hạn chế chiên xào và ưu tiên các phương pháp nấu ít dầu mỡ như hấp, luộc, áp chảo nhẹ để giữ nguyên giá trị dinh dưỡng và tránh tăng calo không cần thiết.
3. **Các loại đậu và hạt:** Đậu xanh, đậu đen, đậu lăng, hạnh nhân, hạt chia, hạt lanh và các loại hạt khác là nguồn protein thực vật, chất xơ và chất béo lành mạnh rất tốt. Đây là nhóm thực phẩm giúp tăng cảm giác no, ổn định đường huyết và hỗ trợ tiêu hóa.
4. **Chất béo lành mạnh:** Dầu ô liu, dầu dừa, quả bơ và các loại hạt là nguồn chất béo không bão hòa tự nhiên, giúp bảo vệ tim mạch và hỗ trợ quá trình hấp thu vitamin tan trong dầu.

Thực phẩm cần tránh

Để đạt hiệu quả tốt nhất trong chế độ LCWF, quý vị cần hạn chế tối đa các thực phẩm giàu carbohydrate tinh chế và thực phẩm chế biến sẵn.

1. **Thức ăn nhiều tinh bột:** Nên tránh gạo trắng, bánh mì trắng, bún, phở, mì ăn liền, bánh kẹo ngọt, đồ ăn nhanh và các loại chè ngọt. Những thực phẩm này làm tăng đường huyết nhanh và giảm cảm giác no, gây khó khăn trong việc giảm cân và kiểm soát đường huyết.
2. **Thực phẩm đã chế biến và nhiều gia vị:** Hạn chế các loại thực phẩm chế biến sẵn như thịt xông khói, xúc xích, mắm, đồ hộp và những món nhiều gia vị vì chúng thường chứa muối cao, chất bảo quản và chất béo không lành mạnh.

15.4. BỮA ĂN MẪU

Chế độ dinh dưỡng thuần Việt với nguyên liệu và phong cách nấu ăn truyền thống cũng có thể được điều chỉnh để phù hợp với nguyên tắc low carb whole food.

Bữa sáng

1. Phở bò tái (không có hoặc rất ít bánh phở)

Nguyên liệu:

- 200g thịt bò tái
- 1 lít nước dùng xương bò
- Rau thơm (ngò gai, húng quế, rau răm)
- Giá đỗ
- Hành lá, hành tây
- Chanh, ớt
- Gia vị: muối, tiêu, mắm, gừng, quế, hồi

Cách làm:

- Đun sôi nước dùng xương bò với gừng, quế và hồi trong 2 giờ.
- Thái mỏng thịt bò tái.
- Xếp thịt bò tái vào bát, rắc hành lá, hành tây, và rau thơm lên trên.
- Đổ nước dùng sôi lên thịt bò tái, kèm giá đỗ và gia vị.
- Thêm chanh và ớt theo khẩu vị.

Bữa trưa

2. Gà nướng lá chanh

Nguyên liệu:

- 1 ức gà
- 5-6 lá chanh
- 1 muỗng canh dầu ô liu
- Muối, tiêu, ớt bột
- 1 tép tỏi, băm nhỏ

Cách làm:

- Ướp ức gà với dầu ô liu, tỏi băm, muối, tiêu và ớt bột trong 30 phút.
- Xếp lá chanh lên mặt gà.
- Nướng gà trong lò ở nhiệt độ 200°C trong 20-25 phút cho đến khi gà chín vàng.
- Ăn kèm với rau sống và dưa leo.

Bữa tối

3. Cá thu kho tộ

Nguyên liệu:

- 200g cá thu
- 1 muỗng canh dầu dừa
- 2 muỗng canh nước mắm
- 1 muỗng canh đường ăn kiêng (như stevia)
- Hành tím, tỏi, ớt băm
- Hạt tiêu, hành lá

Cách làm:

- Chiên cá thu với dầu dừa cho đến khi vàng đều.
- Trong nồi khác, phi hành tím, tỏi băm với dầu dừa.
- Thêm nước mắm, đường ăn kiêng và một ít nước, đun sôi.
- Cho cá thu vào nồi, kho nhỏ lửa trong 20 phút.
- Thêm hành lá và hạt tiêu trước khi tắt bếp.

Bữa phụ

4. Salad rau muống trộn

Nguyên liệu:

- 200g rau muống
- 1/2 quả dưa leo
- 1 quả cà chua
- 1 muỗng canh nước mắm

- 1/2 muỗng canh nước cốt chanh
- 1/2 muỗng canh dầu ô liu
- 1 tép tỏi, băm nhỏ
- Đậu phộng rang (tuỳ chọn)

Cách làm:

- Rau muống luộc sơ, vắt ráo nước.
- Dưa leo và cà chua cắt lát mỏng.
- Trộn rau muống, dưa leo, cà chua với nước mắm, nước cốt chanh, dầu ô liu, và tỏi băm.
- Rắc đậu phộng rang lên trên (tuỳ chọn).

15.5. TÀI LIỆU THAM KHẢO

Diet Doctor: Diet Doctor. *Low carb and keto nutrition guides, meal plans, and recipes*. https://www.dietdoctor.com

Effects of Low-Carbohydrate and Low-Fat Diets: A Randomized Trial" (Annals of Internal Medicine, 2014): Bazzano, L. A., Hu, T., Reynolds, K., Yao, L., Bunol, C., Liu, Y., ... & Whelton, P. K. (2014). Effects of low-carbohydrate and low-fat diets: A randomized trial. *Annals of Internal Medicine, 161*(5), 309-318. https://doi.org/10.7326/M14-0180

Mark's Daily Apple: Sisson, M. *Mark's Daily Apple: Paleo and Primal nutrition, low carb and whole food articles*. https://www.marksdailyapple.com

Moore, J., & Moore, C. (2018). *Real Food Keto: Applying Nutritional Therapy to Your Low-Carb, High-Fat Diet*. Victory Belt Publishing. ISBN 978-1628603456.

The Keto Diet Podcast by Leanne Vogel: Vogel, L. *The Keto Diet Podcast: Experiences, advice, and information on keto and low-carb nutrition*. https://www.healthfulpursuit.com/keto-podcast

The Low Carb Down Under (YouTube Channel): Low Carb Down Under. *Lectures and seminars on low-carb nutrition by health and nutrition experts*. YouTube. https://www.youtube.com/user/LowCarbDownUnder

The Science and Fine Art of Food and Nutrition by Dr. Mark Hyman: Hyman, M. (2009). *The Science and Fine Art of Food and Nutrition*.

Urban, M. H., & Hartwig, D. (2016). *The Whole30: The 30-Day Guide to Total Health and Food Freedom*. Hachette Books. ISBN 978-0544609716.

Westman, E. C., Phinney, S. D., & Volek, J. S. (2010). *The New Atkins for a New You: The Ultimate Diet for Shedding Weight and Feeling Great*. Atria Books. ISBN 978-1451610300.

Whole30: Whole30. *The official Whole30 program and resources*. https://www.whole30.com

Chương 16: Chế độ dinh dưỡng Việt Nam theo vùng miền

16.1. MIỀN BẮC

Chế độ dinh dưỡng thuần Việt miền Bắc nổi bật với các món ăn truyền thống, sử dụng nguyên liệu phong phú từ các loại rau củ, thịt, cá, và các phương pháp chế biến như hấp, luộc, kho. Dưới đây là một số bữa ăn mẫu và bằng chứng khoa học về lợi ích dinh dưỡng của chế độ này.

Bữa ăn miền Bắc:

Bữa sáng Phở bò

Nguyên liệu:

- 200g thịt bò (tái, chín)
- 100g bánh phở
- 1 lít nước dùng xương bò
- Hành lá, hành tây, rau thơm (ngò gai, húng quế)
- Giá đỗ
- Gia vị: muối, tiêu, nước mắm, bột ngọt, quế, hồi, gừng

Cách làm:

1. Đun sôi nước dùng xương bò với quế, hồi, gừng trong 2 giờ.
2. Thái mỏng thịt bò.
3. Xếp bánh phở vào bát, thêm thịt bò, rau thơm, giá đỗ.
4. Đổ nước dùng sôi vào tô, thêm hành lá, tiêu.

Bữa trưa: Chả cá Lã Vọng

Nguyên liệu:

- 200g cá lăng hoặc cá thu
- 1 củ nghệ, gừng
- 1/2 củ hành tây
- Rau thì là, hành lá, rau thơm
- 1 muỗng canh mẻ, mắm tôm
- Dầu ăn, mỡ
- Lạc rang

Cách làm:

1. Cá lăng thái miếng, ướp với nghệ, gừng, mẻ, mắm tôm.
2. Chiên cá vàng đều, để ráo dầu.
3. Trong chảo khác, phi hành tây, thêm rau thì là, hành lá.
4. Trộn cá đã chiên vào chảo rau, đảo đều.
5. Rắc lạc rang lên trên trước khi dùng.

Bữa tối Nem rán

Nguyên liệu:

- 200g thịt heo băm
- 50g miến
- 1 quả trứng
- 1 củ cà rốt, hành tây, mộc nhĩ, nấm hương
- Rau sống (xà lách, húng quế, rau mùi)
- Bánh tráng
- Gia vị: muối, tiêu, nước mắm

Cách làm:

1. Trộn thịt heo băm với miến, cà rốt, hành tây, mộc nhĩ, nấm hương đã băm nhỏ.
2. Thêm trứng, nước mắm, muối, tiêu, trộn đều.
3. Cuốn hỗn hợp vào bánh tráng, chiên giòn.
4. Ăn kèm với rau sống và nước chấm pha.

Lợi ích sức khỏe:

Các chế độ dinh dưỡng giàu rau củ và thực phẩm tươi mang lại nhiều lợi ích rõ rệt cho sức khỏe. Trước hết, rau củ như hành, cà rốt, các loại rau thơm và rau xanh là nguồn chất xơ, vitamin và khoáng chất tự nhiên rất quan trọng. Chất xơ giúp hệ tiêu hóa hoạt động trơn tru, ngăn ngừa táo bón, nuôi dưỡng hệ vi sinh đường ruột và góp phần tăng cường hệ miễn dịch. Vitamin và khoáng chất trong rau củ cũng đóng vai trò quan trọng trong việc bảo vệ cơ thể khỏi nhiễm trùng và duy trì sức khỏe tổng thể.

Bên cạnh đó, các nguồn protein như thịt bò, thịt heo, cá và hải sản cung cấp protein chất lượng cao, giúp xây dựng, sửa chữa và duy trì khối cơ bắp. Protein còn giúp cơ thể cảm thấy no lâu hơn, hỗ trợ kiểm soát cân nặng và cung cấp năng lượng bền vững cho các hoạt động hằng ngày.

Việc ăn nhiều thực phẩm tươi và rau củ cũng giúp kiểm soát cân nặng hiệu quả hơn, vì chúng giàu chất xơ, ít calo và tạo cảm giác no tốt. Điều này làm giảm nguy cơ béo phì, một trong những yếu tố nguy cơ quan trọng dẫn đến các bệnh mạn tính.

Ngoài ra, các gia vị tự nhiên như nghệ, gừng, hành và tỏi chứa nhiều hoạt chất sinh học có đặc tính chống viêm, chống oxy hóa và phòng ngừa ung thư. Nhiều nghiên cứu cho thấy các gia vị này có thể giúp giảm nguy cơ mắc bệnh tim mạch, tiểu đường, ung thư và nhiều bệnh mạn tính khác.

16.2. MIỀN TRUNG

Chế độ dinh dưỡng thuần Việt miền Trung nổi bật với hương vị đậm đà, phong phú từ các món ăn đặc trưng như bún bò Huế, mì Quảng, và các loại hải sản. Dưới đây là một số bữa ăn mẫu và bằng chứng khoa học về lợi ích dinh dưỡng của chế độ dinh dưỡng này.

Bữa sáng Bún bò Huế

Nguyên liệu:

- 200g thịt bò bắp
- 100g giò heo
- 100g bún tươi
- 1 lít nước dùng xương heo
- Sả, ớt, hành lá, rau răm
- Mắm ruốc Huế
- Gia vị: muối, tiêu, nước mắm, bột ngọt

Cách làm:

1. Luộc thịt bò bắp và giò heo, cắt miếng vừa ăn.
2. Đun sôi nước dùng xương heo với sả, mắm ruốc, thêm muối, nước mắm, bột ngọt cho vừa khẩu vị.
3. Xếp bún vào tô, thêm thịt bò, giò heo, hành lá, rau răm.
4. Đổ nước dùng sôi vào tô, thêm ớt và tiêu.

Bữa trưa Mỳ Quảng

Nguyên liệu:

- 200g thịt gà
- 100g tôm

- 100g mỳ Quảng
- Rau sống (xà lách, rau thơm, húng quế)
- Đậu phộng rang
- Bánh tráng mè
- Gia vị: muối, tiêu, nước mắm, bột ngọt, nghệ

Cách làm:

1. Luộc thịt gà, xé nhỏ.
2. Xào tôm với nghệ, nước mắm, muối, tiêu.
3. Nấu nước dùng từ xương gà, nêm nếm gia vị vừa ăn.
4. Xếp mỳ Quảng vào tô, thêm thịt gà, tôm, rau sống, đậu phộng rang.
5. Đổ nước dùng sôi vào tô, ăn kèm với bánh tráng mè.

Bữa tối Cá nục hấp cuốn bánh tráng

Nguyên liệu:

- 200g cá nục
- 1 quả dứa
- 1 củ hành tây
- Rau sống (xà lách, rau thơm, húng quế)
- Bánh tráng
- Gia vị: muối, tiêu, nước mắm, bột ngọt, gừng

Cách làm:

1. Ướp cá nục với muối, tiêu, nước mắm, gừng.
2. Hấp cá nục với dứa và hành tây cho đến khi chín.
3. Cuốn cá nục với bánh tráng và rau sống.
4. Ăn kèm với nước chấm pha từ nước mắm, tỏi, ớt, đường.

Lợi ích sức khỏe:

Ẩm thực miền Trung nổi tiếng với nhiều món ăn tươi, thanh, ít dầu mỡ và sử dụng rau sống, rau thơm, cùng các loại gia vị tự nhiên. Đây là một trong những chế độ dinh dưỡng mang lại nhiều lợi ích cho sức khỏe. Trước hết, các loại rau sống, rau thơm và rau củ trong bữa ăn miền Trung cung cấp lượng chất xơ, vitamin và khoáng chất dồi dào. Chất xơ giúp cải thiện hệ tiêu hóa, nuôi dưỡng lợi khuẩn đường ruột và tăng cường sức đề kháng tự nhiên của cơ thể.

Bên cạnh rau củ, các món ăn miền Trung còn sử dụng nhiều protein chất lượng cao từ thịt bò, thịt gà, tôm, cá và các loại hải sản. Đây là nhóm thực phẩm giàu amino acid thiết yếu, giúp xây dựng và duy trì khối cơ bắp, hỗ trợ hồi phục mô và cung cấp năng lượng bền vững cho mọi hoạt động trong ngày.

Một điểm nổi bật khác của ẩm thực miền Trung là việc sử dụng nhiều gia vị tự nhiên như nghệ, gừng và sả. Các gia vị này chứa nhiều hoạt chất sinh học có đặc tính chống viêm và chống oxy hóa, giúp giảm nguy cơ mắc các bệnh mạn tính như ung thư, bệnh tim mạch, tiểu đường và viêm nhiễm. Đây không chỉ là thành phần tạo nên hương vị đặc trưng của món ăn mà còn là yếu tố quan trọng trong việc bảo vệ sức khỏe.

Nhờ sử dụng nhiều rau xanh, thực phẩm tươi và ít chất béo, chế độ dinh dưỡng miền Trung còn giúp kiểm soát cân nặng hiệu quả, giảm nguy cơ thừa cân - béo phì. Việc ăn nhiều rau và ít tinh bột tinh chế làm giảm tổng lượng calo, tăng cảm giác no và hỗ trợ quản lý cân nặng lâu dài.

16.3. MIỀN TÂY NAM BỘ

Chế độ dinh dưỡng thuần Việt miền Tây Nam Bộ nổi bật với các món ăn dân dã, phong phú từ nguyên liệu tự nhiên và tươi sống. Đặc trưng của ẩm thực miền Tây là sử dụng nhiều loại rau, cá, tôm, cùng với các phương pháp chế biến như kho, luộc, nướng, hấp.

Bữa ăn mẫu

Bữa sáng Bún nước lèo

Nguyên liệu:

- 200g cá lóc
- 100g bún tươi (ít carb)
- 1 lít nước dùng cá
- Rau thơm (ngò gai, húng quế, rau muống)
- Giá đỗ
- Hành lá, hành tím
- Gia vị: muối, tiêu, nước mắm, bột ngọt

Cách làm:

1. Luộc cá lóc, gỡ thịt, bỏ xương.
2. Nấu nước dùng cá với hành tím, thêm muối, nước mắm, bột ngọt cho vừa khẩu vị.
3. Xếp bún vào tô, thêm thịt cá lóc, rau thơm, giá đỗ.
4. Đổ nước dùng sôi vào tô, thêm hành lá, tiêu.

Bữa trưa Cá rô kho tộ

Nguyên liệu:

- 200g cá rô
- 1 muỗng canh nước mắm
- 1 muỗng canh đường thốt nốt
- Hành tím, tỏi, ớt băm
- Hạt tiêu, hành lá
- Rau sống (rau muống, cải xanh)

Cách làm:

1. Chiên cá rô cho đến khi vàng đều.
2. Phi hành tím, tỏi băm với dầu ăn.
3. Thêm nước mắm, đường thốt nốt và một ít nước, đun sôi.
4. Cho cá rô vào nồi, kho nhỏ lửa trong 20 phút.
5. Thêm hành lá và hạt tiêu trước khi tắt bếp.
6. Ăn kèm với rau sống và cơm gạo lứt.

Bữa tối Canh chua cá linh bông điên điển

Nguyên liệu:

- 200g cá linh
- 1 chén bông điên điển
- 1 quả cà chua
- 1/2 quả dứa
- 1 quả me
- Rau thơm (ngò gai, ngổ)
- Gia vị: muối, nước mắm, bột ngọt

Cách làm:

1. Nấu nước sôi, thêm quả me để tạo vị chua.
2. Thêm cá linh, nấu chín.
3. Thêm cà chua, dứa, nấu tiếp.
4. Khi các nguyên liệu chín, thêm bông điên điển, nêm muối, nước mắm, bột ngọt cho vừa ăn.
5. Rắc rau thơm lên trước khi dùng.

Lợi ích sức khỏe:

Ẩm thực miền Tây Nam Bộ nổi tiếng với sự tươi ngon, phong phú và đậm đà của những sản vật sông nước (Bs Wynn Tran là người miền Tây). Không chỉ hấp dẫn về hương vị, các món ăn miền Tây cũng mang lại nhiều lợi ích dinh dưỡng quan trọng cho sức khỏe. Trước hết, nguồn rau xanh và trái cây tươi của miền Tây rất dồi dào, cung cấp lượng chất xơ, vitamin và khoáng chất cao. Chất xơ giúp hệ tiêu hóa khỏe mạnh, dễ tiêu, đồng thời tăng cường hệ miễn dịch và giảm nguy cơ táo bón. Vitamin và khoáng chất từ rau trái còn giúp chống oxy hóa và bảo vệ cơ thể khỏi các tác nhân gây bệnh.

Miền Tây cũng nổi bật nhờ nguồn cá và hải sản phong phú, đặc biệt là cá đồng, cá sông, cá linh, cá tra và tôm nước ngọt. Đây là những thực phẩm giàu omega-3, loại axit béo có tác dụng giảm viêm, hạ triglyceride, bảo vệ tim mạch và giảm nguy cơ đột quỵ. Với chế độ ăn thiên về protein từ cá và rau củ, ẩm thực miền Tây mang đặc điểm ít carb, nhờ đó giúp kiểm soát đường huyết và hỗ trợ quá trình giảm cân hiệu quả hơn.

Bên cạnh đó, một đặc trưng thú vị là người miền Tây thường dùng đường thốt nốt trong chế biến món ăn, thay vì quá nhiều đường tinh luyện. Đường thốt nốt có chỉ số đường huyết thấp hơn và chứa một số khoáng chất vi lượng, giúp giảm biến động đường huyết và có thể góp phần giảm nguy cơ tiểu đường tuýp 2 khi sử dụng điều độ. Việc hạn chế đường tinh luyện trong bữa ăn cũng giúp giảm nguy cơ tăng cân, béo phì và rối loạn chuyển hóa.

Tổng lại, chế độ dinh dưỡng đặc trưng của miền Tây, giàu rau xanh, cá, hải sản, ít carb tinh chế và sử dụng đường tự nhiên, mang lại nhiều lợi ích rõ rệt như cải thiện tiêu hóa, bảo vệ tim mạch, kiểm soát cân nặng và giảm nguy cơ bệnh tiểu đường.

So Sánh dinh dưỡng của chế độ dinh dưỡng 3 miền

Tiêu chí	Miền Trung	Miền Bắc	Miền Nam
Hương vị đặc trưng	Mặn, cay, đậm đà, nhiều gia vị	Thanh nhẹ, ít cay, vị trung tính	Ngọt, béo, đậm mùi gia vị
Phương pháp chế biến	Hấp, luộc, kho, trộn; ít dầu mỡ	Luộc, hấp, om; ít chiên	Chiên, xào, kho nước cốt dừa
Lượng rau - chất xơ	Rất cao: nhiều rau sống, rau thơm	Cao: nhiều rau trong món nước	Trung bình: ít rau hơn, trái cây nhiều
Nguồn protein chính	Cá biển, tôm, gà, bò	Thịt heo, gà, cá nước ngọt	Thịt heo, cá, tôm; kết hợp nhiều món
Gia vị sử dụng	Nghệ, gừng, sả, tỏi, ớt	Hành, gừng, tiêu	Đường, nước cốt dừa, tỏi, sả
Lợi ích nổi bật	Chống viêm mạnh, giàu xơ, ít béo → tốt cho tim mạch & cân nặng	Dễ tiêu, ít ngọt → tốt cho tiêu hóa & người cao tuổi	Giàu vitamin từ trái cây, năng lượng cao
Rủi ro dinh dưỡng	Thường mặn, có thể tăng huyết áp	Tinh bột nhiều từ phở/bún	Đường & chất béo cao, dễ tăng cân
Phù hợp cho bệnh nhân	Tiểu đường, béo phì, viêm mạn tính	Người cao tuổi, người yếu dạ dày	Người cần nhiều năng lượng, trẻ em hiếu động
Món tiêu biểu	Bún bò Huế, mì Quảng, cá kho nghệ	Phở, bún thang, bánh cuốn	Hủ tiếu, cá kho tộ, canh chua, chè

16.4. TÀI LIỆU THAM KHẢO

1. Dietary fiber intake and risk of cardiovascular disease: A systematic review and meta-analysis of prospective cohort studies (BMJ, 2013).
2. Dietary protein and weight reduction: a statement for healthcare professionals from the Nutrition Committee of the Council on Nutrition, Physical Activity, and Metabolism of the American Heart Association (Circulation, 2003).
3. Omega-3 Fatty Acids and Cardiovascular Disease: Effects on Risk Factors, Molecular Pathways, and Clinical Events (Circulation, 2017).
4. The role of carbohydrates in the prevention and management of type 2 diabetes (Journal of Diabetes Investigation, 2017).

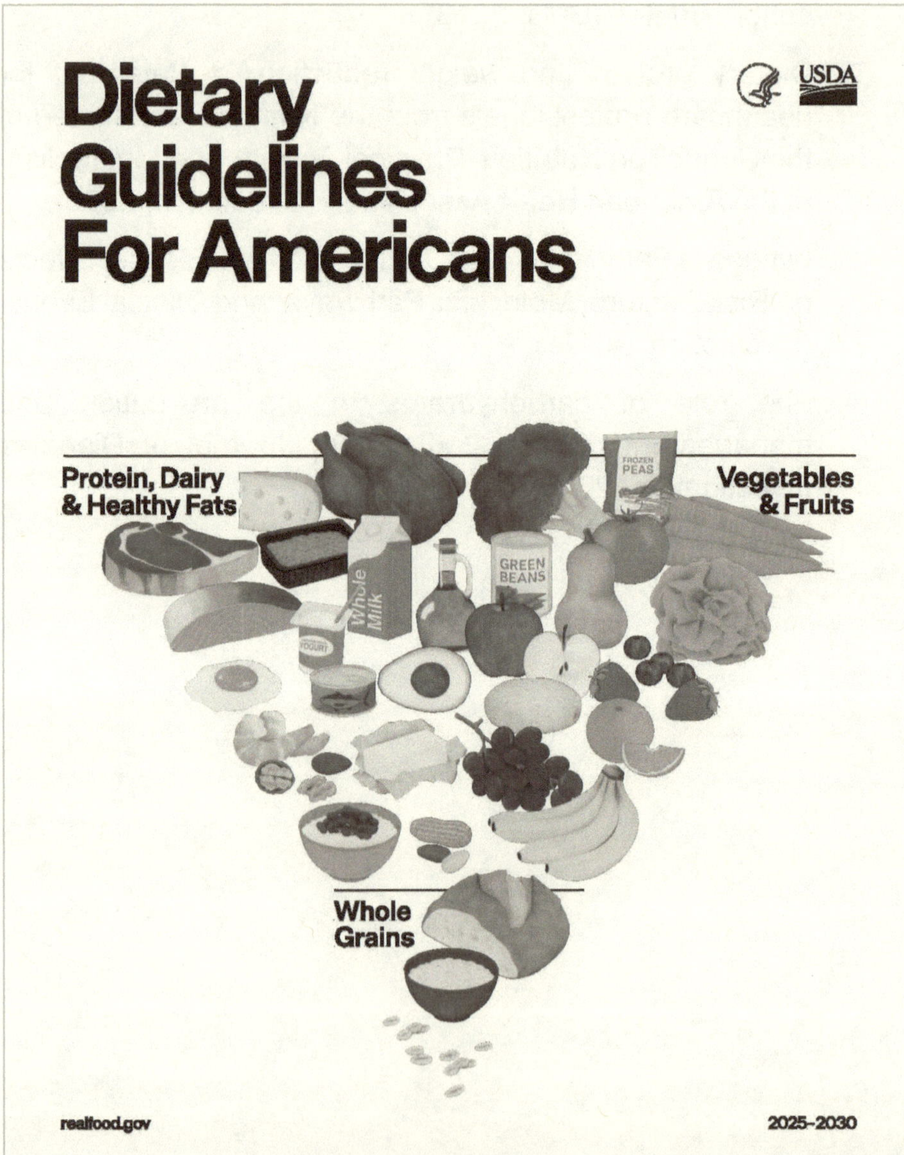

Dietary Guidelines For Americans

USDA

Protein, Dairy & Healthy Fats

Vegetables & Fruits

Whole Grains

FROZEN PEAS

GREEN BEANS

Whole Milk

YOGURT

realfood.gov

2025-2030

Chương 17. Chế độ Dinh Dưỡng Hoa Kỳ 2025-2030
Trở về với thức ăn thật

17.1. VÌ SAO DINH DƯỠNG LÀ NỀN TẢNG CỦA ĐIỀU TRỊ?

Mới đây, bộ y tế Hoa Kỳ cho ra hướng dẫn dinh dưỡng Hoa Kỳ 2025–2030. Hướng dẫn này đánh dấu một bước thay đổi lớn trong chính sách dinh dưỡng quốc gia Hoa Kỳ, với thông điệp cốt lõi rất đơn giản: hãy ăn thực phẩm thật. Đây cũng là điểm chung của các chế độ dinh dưỡng khỏe mạnh tôi đã viết phía trên. Quý vị có thể vào trang https://www.dietaryguidelines.gov/ để xem toàn bộ hướng dẫn.

Hoa Kỳ hiện đang đối mặt với một cuộc khủng hoảng sức khỏe nghiêm trọng. Gần 90% chi phí y tế được dùng để điều trị các bệnh mạn tính như tim mạch, tiểu đường, béo phì, ung thư. Phần lớn những bệnh này không phải do di truyền, mà là hậu quả tất yếu của chế độ ăn kiểu Mỹ hiện đại: quá nhiều thực phẩm chế biến sẵn, đường tinh luyện, muối, chất béo xấu, kết hợp với lối sống ít vận động. Việt Nam và các nước khác cũng đang gặp vấn đề tương tự, khi chúng ta ngày càng có thêm các bệnh mạn tính liên quan đến dinh dưỡng kém.

Dinh dưỡng đúng không chỉ giúp phòng bệnh, mà còn làm chậm tiến triển bệnh, giảm biến chứng, tăng hiệu quả điều trị và cải thiện chất lượng sống. Vì vậy, hướng dẫn này được xem như một bước quan trọng trong việc cải thiện các bệnh mạn tính tại Hoa Kỳ.

17.2. NGUYÊN TẮC CỐT LÕI: NÊN ĂN THỰC PHẨM GIÀU DƯỠNG CHẤT

Một chế độ ăn lành mạnh và có giá trị điều trị phải được xây dựng trên thực phẩm nguyên gốc, giàu dưỡng chất, tức là những thực phẩm còn giữ được cấu trúc tự nhiên và giá trị dinh dưỡng vốn có. Khi quý vị ăn thực phẩm dạng này, các chất bổ, vitamin, xơ, và protein sẽ được hấp thụ một cách tốt nhất. Quý vị sẽ cảm nhận đồ ăn rõ hơn qua việc ăn chậm, ăn từ từ, và để cho cơ thể có thời gian hấp thụ. Hàm răng của quý vị sẽ làm việc tốt hơn, vị ngon của đồ ăn, mùi của thực phẩm sẽ làm não quý vị cảm nhận bữa ăn thêm ngon.

Nền tảng của chế độ ăn này bao gồm đạm (protein) chất lượng cao từ cả nguồn động vật và thực vật; sữa và các chế phẩm từ sữa không thêm đường; rau củ và trái cây tươi đa dạng màu sắc; chất béo lành mạnh từ cá, trứng, hạt, dầu olive, quả bơ; và ngũ cốc nguyên hạt giàu chất xơ. Những nhóm thực phẩm này cung cấp đầy đủ năng lượng, vitamin, khoáng chất và các hợp chất sinh học cần thiết cho hoạt động của tế bào, hệ miễn dịch và quá trình phục hồi của cơ thể.

Song song với việc ưu tiên thực phẩm giàu dưỡng chất, quý vị cần giảm mạnh hoặc tránh tối đa thực phẩm chế biến sẵn, vốn thường chứa nhiều đường tinh luyện, tinh bột tinh chế, muối dư thừa, chất béo xấu, cùng các phụ gia và hóa chất không có giá trị dinh dưỡng. Việc tiêu thụ thường xuyên những thực phẩm này làm tăng viêm mạn tính, rối loạn chuyển hóa, và là yếu tố thúc đẩy các bệnh như tiểu đường, tim mạch, béo phì và ung thư. Ăn đúng, vì vậy, không chỉ là chọn món ăn “ngon miệng”, mà là chọn thực phẩm giúp cơ thể tự chữa lành và duy trì sức khỏe lâu dài.

17.3. PROTEIN: NỀN MÓNG CỦA PHỤC HỒI VÀ TĂNG CƯỜNG HỆ MIỄN DỊCH

17.3.1. Chọn protein trong mỗi bữa ăn

Protein đóng vai trò trung tâm trong dinh dưỡng chữa bệnh của hướng dẫn này, bởi đây là thành phần thiết yếu giúp duy trì khối cơ, tăng cường hệ miễn dịch, phục hồi mô tổn thương và ổn định đường huyết. Ở bệnh nhân mạn tính, người lớn tuổi, hoặc người đang trong quá trình điều trị, thiếu protein có thể dẫn đến suy mòn, giảm sức đề kháng và kéo dài thời gian hồi phục. Vì vậy, mỗi bữa ăn nên quý vị nên có ít nhất một loại protein như một trụ cột dinh dưỡng.

Nguồn protein cần được đa dạng hóa để đảm bảo đầy đủ axit amin và vi chất. Protein từ động vật bao gồm trứng, gia cầm, cá, hải sản và thịt đỏ cung cấp đạm có giá trị sinh học cao, trong khi protein từ thực vật như đậu, đậu lăng, các loại hạt và đậu nành giúp bổ sung chất xơ và các hợp chất có lợi cho tim mạch. Nhu cầu protein khuyến nghị cho người trưởng thành nói chung vào khoảng 1,2–1,6 gram protein cho mỗi kilogam cân nặng mỗi ngày, và có thể điều chỉnh tùy theo thể trạng, mức độ vận động, cũng như tình trạng bệnh lý cụ thể.

17.3.2. Cách chế biến protein lành mạnh

Không chỉ chọn đúng loại protein, cách chế biến cũng ảnh hưởng lớn đến giá trị dinh dưỡng và tác động lên sức khỏe. Các phương pháp nên ưu tiên bao gồm hấp, nướng, áp chảo, xào nhanh với ít dầu, hoặc luộc, giúp giữ lại dưỡng chất và hạn chế sinh ra các chất có hại. Ngược lại, quý vị cần tránh chiên ngập dầu, đặc biệt là chiên ở nhiệt độ cao và tái sử dụng dầu nhiều lần, vì làm tăng chất béo xấu và các hợp chất gây viêm.

Ngoài ra, nên hạn chế sử dụng các loại thịt đã được tẩm đường, tinh bột, hoặc phụ gia công nghiệp, vốn thường có trong thực phẩm chế biến sẵn. Khi nêm nếm, nên dùng muối với lượng vừa phải, kết hợp thảo mộc và gia vị tự nhiên để tăng hương vị mà không làm tăng gánh nặng chuyển hóa cho cơ thể. Cách ăn đơn giản, ít chế biến, chính là chìa khóa giúp protein phát huy tối đa vai trò trong quá trình chữa bệnh và phục hồi sức khỏe.

17.4. SỮA VÀ CHẾ PHẨM SỮA: KHÔNG NÊN LOẠI BỎ

Sữa và các chế phẩm từ sữa thường bị hiểu lầm và loại bỏ không cần thiết trong nhiều chế độ ăn hiện nay. Thực tế, sữa nguyên kem không thêm đường là một nguồn dinh dưỡng quan trọng, cung cấp protein chất lượng cao, chất béo lành mạnh, canxi, cùng các vitamin tan trong dầu như vitamin A, D và K, những vi chất thiết yếu cho sức khỏe xương, hệ miễn dịch và chức năng chuyển hóa. Đối với nhiều đối tượng, đặc biệt là trẻ em, người cao tuổi và bệnh nhân đang trong quá trình phục hồi, sữa đóng vai trò hỗ trợ duy trì khối cơ, phòng ngừa loãng xương và cải thiện tình trạng dinh dưỡng tổng thể.

Trong khuôn khổ một chế độ ăn cân đối khoảng 2.000 kcal mỗi ngày, lượng sữa và chế phẩm sữa được khuyến nghị vào khoảng 3 khẩu phần mỗi ngày, với điều kiện không thêm đường và hạn chế chế biến công nghiệp. Việc sử dụng sữa đúng cách, đúng loại và đúng liều lượng giúp phát huy lợi ích dinh dưỡng mà không làm tăng nguy cơ rối loạn chuyển hóa, thay vì loại bỏ hoàn toàn một nhóm thực phẩm có giá trị sinh học cao.

17.5. UỐNG ĐỦ NƯỚC VÀ ĂN VỪA ĐỦ

Nhu cầu năng lượng và nước uống của chúng ta không giống nhau, mà phụ thuộc vào nhiều yếu tố như tuổi tác, giới tính, chiều cao, cân nặng và mức độ vận động hằng ngày. Khi chúng ta còn trẻ, chúng ta giữ nước tốt hơn và hấp thu đồ ăn hiệu quả hơn.

Việc ăn quá nhiều so với nhu cầu dẫn đến dư thừa năng lượng và rối loạn chuyển hóa, trong khi ăn quá ít có thể gây suy dinh dưỡng, mất khối cơ và giảm sức đề kháng, đặc biệt ở người bệnh và người cao tuổi. Vì vậy, ăn đúng lượng là một nguyên tắc quan trọng trong dinh dưỡng chữa bệnh. Bên cạnh việc lựa chọn thực phẩm, khi chú ý đến khẩu phần ăn, quý vị nhớ ăn cho ngon. Đừng ăn quá nhiều, hay ăn theo cảm tính hoặc ăn thói quen. Quý vị tránh các loại đồ uống chứa nhiều calo như nước ngọt, nước trái cây đóng chai, trà sữa hay nước tăng lực nên được hạn chế tối đa vì dễ làm tăng đường huyết và cân nặng mà không mang lại giá trị dinh dưỡng tương xứng. Thay vào đó, quý vị chọn nước lọc hoặc các loại nước không đường nên được ưu tiên để duy trì đủ nước cho cơ thể, hỗ trợ tiêu hóa, tuần hoàn và các chức năng sinh lý thiết yếu.

Uống đủ nước mỗi ngày là một phần không thể tách rời của một chế độ ăn lành mạnh và bền vững. Tôi có nhiều trên youtube về cách uống đủ nước dựa trên màu sắc nước tiểu, kiểm tra làn da, kiểm tra môi, và kiểm tra chức năng thận. Khi chúng ta thiếu nước, nước tiểu sẽ màu đậm, có mùi nồng do cơ thể có gắng giữ nước lại. Ngoài ra, làn da sẽ khô đi, môi cũng khô, và các chức năng thận như chỉ số GFR giảm, chỉ số Cr. tăng khi xét nghiệm máu. Thiếu nước lâu dài sẽ dẫn đến bệnh thận mạn tính.

17.6. HỆ VI SINH ĐƯỜNG RUỘT: "CƠ QUAN BỊ LÃNG QUÊN" TRONG CUỘC SỐNG HIỆN ĐẠI.

Đường ruột của chúng ta không chỉ là nơi tiêu hóa thức ăn, mà còn được xem như một "cơ quan bị lãng quên" của cơ thể, bởi trong đó cư trú hàng nghìn tỷ vi khuẩn có lợi, được gọi chung là hệ vi sinh đường ruột (microbiome). Hệ vi sinh này đóng vai trò quan trọng trong việc tiêu hóa thức ăn, điều hòa phản ứng viêm, và hỗ trợ hệ miễn dịch. Khi hệ vi sinh mất cân bằng, nguy cơ rối loạn tiêu hóa, viêm mạn tính, béo phì, tiểu đường, bệnh tự miễn và thậm chí các rối loạn tâm thần đều có thể gia tăng. Các nghiên cứu gần đây chỉ ra đường ruột và các bệnh tâm lý có liên quan mật thiết với nhau. Khi chúng ta lo lắng, trầm cảm, chúng ta có thể bị tiêu chảy hay táo bón, bệnh này gọi là hội chứng kích thích ruột. Ngược lại, táo bón lâu dài có thể dẫn đến các bệnh trầm cảm và lo âu.

Một chế độ ăn lành mạnh là yếu tố then chốt giúp duy trì sự đa dạng và ổn định của hệ vi sinh đường ruột. Các thực phẩm có lợi bao gồm rau củ và trái cây tươi, cung cấp chất xơ và các hợp chất sinh học; thực phẩm lên men như kimchi, dưa cải, kefir, miso, giúp bổ sung vi khuẩn có lợi; và thực phẩm giàu chất xơ, đóng vai trò như "thức ăn" cho vi khuẩn đường ruột. Nuôi dưỡng hệ vi sinh khỏe mạnh chính là nuôi dưỡng nền tảng cho tiêu hóa tốt, miễn dịch vững và quá trình chữa bệnh bền vững.

17.7. RAU CỦ VÀ TRÁI CÂY: ĂN MỖI NGÀY CÓ ĐỦ MÀU SẮC

Rau củ và trái cây là nền tảng không thể thiếu của một chế độ ăn lành mạnh và có giá trị điều trị. Việc ăn rau quả mỗi ngày, với nhiều màu sắc khác nhau, giúp cung cấp đa dạng vitamin, khoáng chất, chất chống oxy hóa và chất xơ, từ đó hỗ trợ tiêu hóa, giảm viêm và tăng cường miễn dịch. Nguyên tắc quan trọng nhất là ưu tiên rau củ và trái cây ở dạng nguyên bản, còn giữ được cấu trúc tự nhiên và giá trị dinh dưỡng vốn có. Trong cuốn sau, trong phòng chờ số 4, tôi nói về dinh dưỡng từ rau củ quả trồng từ khu vườn trong nhà quý vị.

Trong trường hợp quý vị không có thực phẩm tươi, thì rau quả đông lạnh, thậm chí sấy khô hoặc đóng hộp vẫn có thể là lựa chọn chấp nhận được, với điều kiện không thêm đường hoặc siro. Ngược lại, nước ép trái cây 100% nên được sử dụng với lượng nhỏ và tốt nhất là pha loãng với nước, vì quá trình ép đã loại bỏ phần lớn chất xơ và có thể làm tăng đường huyết nhanh chóng.

Khuyến cáo mới của USDA chỉ ra một chế độ ăn khoảng 2.000 kcal mỗi ngày, lượng rau và trái cây được khuyến nghị vào khoảng 3 khẩu phần rau và 2 khẩu phần trái cây mỗi ngày. Duy trì thói quen này không chỉ giúp phòng bệnh mà còn đóng vai trò quan trọng trong việc hỗ trợ điều trị và phục hồi sức khỏe lâu dài.

17.8. CHẤT BÉO LÀNH MẠNH: KHÔNG PHẢI KẺ THÙ

Chất béo từ lâu bị xem là nguyên nhân gây bệnh tim mạch và tăng cân, nhưng trên thực tế, chất béo lành mạnh không phải là kẻ thù của sức khỏe. Ngược lại, chúng là thành phần thiết yếu giúp hấp thu các vitamin tan trong dầu, duy trì cấu trúc màng tế bào, hỗ trợ chức năng não bộ và điều hòa nội tiết. Những nguồn chất béo tốt bao gồm cá giàu omega-3, trứng, các loại hạt, quả bơ, olive, và sữa nguyên kem không thêm đường. Trước kia, thực phẩm châu Á và Việt Nam nói chung ít có những chất này. Hiện nay, quý vị có thể mua những thực phẩm này dễ dàng ở các chợ hay siêu thị.

Trong chế biến thức ăn, quý vị nên chọn dầu olive nhờ hàm lượng axit béo không bão hòa và đặc tính chống oxy hóa. Bơ hoặc mỡ bò cũng có thể được sử dụng với lượng vừa phải, đặc biệt khi nấu ăn ở nhiệt độ thấp đến trung bình, thay vì loại bỏ hoàn toàn chất béo động vật. Tuy nhiên, cần lưu ý rằng lượng chất béo bão hòa không nên vượt quá 10% tổng năng lượng hằng ngày, và việc hạn chế thực phẩm chế biến sẵn sẽ giúp dễ dàng đạt được mục tiêu này. Sử dụng chất béo đúng loại, đúng lượng chính là chìa khóa để bảo vệ tim mạch và hỗ trợ quá trình chữa bệnh một cách bền vững.

17.9. HẠN CHẾ THỰC PHẨM CHẾ BIẾN SẴN VÀ ĐƯỜNG

Thực phẩm chế biến sẵn và đường thêm vào là một trong những yếu tố chính thúc đẩy viêm mạn tính, rối loạn chuyển hóa và sự hình thành của nhiều bệnh lý hiện đại. Tôi phải công nhận các thực phẩm chế biến sẵn như thịt xông khói Bacon hay các loại bánh có mùi vị rất ngon và hấp dẫn. Nhưng các thực phẩm chế biến này, cũng như các loại snack mặn, bánh kẹo, nước ngọt, nước tăng lực thường chứa lượng lớn đường tinh luyện, muối và chất béo xấu, cung cấp nhiều năng lượng nhưng rất ít giá trị dinh dưỡng. Việc tiêu thụ thường xuyên những thực phẩm này làm tăng nguy cơ béo phì, tiểu đường type 2, bệnh tim mạch và các rối loạn chuyển hóa khác.

Bên cạnh đó, quý vị cần tránh các sản phẩm có chứa phẩm màu, chất bảo quản và chất tạo ngọt nhân tạo, vì chúng không mang lại lợi ích dinh dưỡng và có thể ảnh hưởng tiêu cực đến hệ vi sinh đường ruột cũng như quá trình điều hòa chuyển hóa của cơ thể.

Mỗi ngày, có một nguyên tắc đơn giản và dễ áp dụng là mỗi bữa ăn quý vị không nên chứa quá 10 gram đường thêm vào. Kiểm soát tốt đường và thực phẩm chế biến sẵn không chỉ giúp phòng bệnh mà còn đóng vai trò quan trọng trong việc hỗ trợ điều trị và cải thiện sức khỏe lâu dài. Đường hiện nay được xem là rủi ro hàng đầu của các bệnh tiểu đường, đột quỵ, và mạch máu.

17.10. MUỐI VÀ RƯỢU BIA

Muối là khoáng chất cần thiết cho cân bằng dịch và hoạt động thần kinh, tuy nhiên khi quý vị tiêu thụ quá mức có thể làm tăng huyết áp, giữ nước và thúc đẩy các biến chứng tim mạch, thận và đột quỵ.

Đối với người từ 14 tuổi trở lên, bộ y tế Hoa Kỳ khuyến cáo lượng muối khuyến nghị không nên vượt quá 2.300 mg natri mỗi ngày, trong khi trẻ em cần mức thấp hơn, tùy theo độ tuổi và thể trạng. Để kiểm soát lượng muối hiệu quả, quý vị cần tránh các thực phẩm chế biến sẵn nhiều muối như đồ hộp, thịt nguội, mì gói và thức ăn nhanh, đồng thời ưu tiên nấu ăn tại nhà với gia vị tự nhiên. Tôi biết những đồ ăn này khá ngon, nhưng cũng dễ làm chúng ta cao huyết áp.

Rượu bia không phải là thành phần cần thiết trong dinh dưỡng và càng sử dụng ít càng tốt để bảo vệ sức khỏe tổng thể. Việt Nam là một trong những nước tiêu thụ rượu bia nhiều nhất. Việc uống rượu bia có thể làm nặng thêm bệnh gan, nhất là ung thư gan, tim mạch, rối loạn đường huyết và tương tác bất lợi với nhiều loại thuốc.

Đặc biệt, quý phụ nữ mang thai, người mắc bệnh gan, người có tiền sử nghiện rượu, và người đang sử dụng các thuốc có tương tác với rượu cần tránh hoàn toàn rượu bia. Hạn chế muối và rượu bia là một bước quan trọng trong việc phòng bệnh, hỗ trợ điều trị và duy trì sức khỏe lâu dài.

17.11. DINH DƯỠNG THEO TỪNG GIAI ĐOẠN CUỘC ĐỜI

Nhu cầu dinh dưỡng của chúng ta thay đổi theo từng giai đoạn phát triển, vì vậy việc điều chỉnh chế độ ăn phù hợp với độ tuổi và tình trạng sinh lý là yếu tố then chốt để bảo vệ sức khỏe lâu dài. Trong cuốn Trong Phòng Chờ, Tập 4: Dinh dưỡng chữa bệnh, tôi sẽ viết kỹ hơn dinh dưỡng cho từng giai đoạn cuộc đời và các bệnh mạn tính. Dưới đây là các gợi ý khuyến cáo dinh dưỡng Hoa Kỳ 2025-2030 tuỳ theo giai đoạn và bệnh.

Ở trẻ sơ sinh và trẻ nhỏ, trong 6 tháng đầu đời, sữa mẹ là nguồn dinh dưỡng tối ưu và nên được sử dụng hoàn toàn nếu quý vị có thể. Bên cạnh đó, trẻ cần được bổ sung vitamin D 400 IU mỗi ngày để hỗ trợ phát triển xương và hệ miễn dịch. Từ khoảng 6 tháng tuổi, trẻ có thể bắt đầu ăn dặm, song vẫn cần tiếp tục sữa mẹ hoặc sữa công thức, và tránh tuyệt đối dùng đường thêm vào trong giai đoạn đầu đời.

Ở trẻ em và vị thành niên, đây là giai đoạn tăng trưởng nhanh về thể chất và trí tuệ, do đó nhu cầu về năng lượng, protein, canxi và sắt tăng cao. Chế độ ăn cần tập trung vào thực phẩm giàu dưỡng chất, đồng thời tránh nước ngọt, nước tăng lực và đồ uống nhiều đường, vốn có thể gây rối loạn chuyển hóa và ảnh hưởng tiêu cực đến sự phát triển. Quý vị nhớ khuyến khích trẻ tham gia vào quá trình chọn lựa và nấu ăn không chỉ giúp hình thành thói quen ăn uống lành mạnh mà còn tạo nền tảng cho sức khỏe suốt đời.

Đối với phụ nữ mang thai và cho con bú, nhu cầu dinh dưỡng tăng lên để đáp ứng sự phát triển của thai nhi và quá trình tạo sữa. Các vi chất quan trọng cần được chú ý bao gồm sắt, folate và iodine, cùng với protein và năng lượng đầy đủ. Trong nhiều trường hợp, vitamin tiền sản nên được sử dụng theo chỉ định của nhân viên y tế để phòng ngừa thiếu hụt vi chất và giảm nguy cơ biến chứng cho mẹ và bé.

Ở người lớn tuổi, nhu cầu calo thường giảm do mức độ vận động thấp hơn, nhưng nhu cầu về dưỡng chất thiết yếu lại tăng hoặc không giảm, đặc biệt là protein, vitamin B12, vitamin D và canxi. Chế độ ăn ở nhóm tuổi này cần ưu tiên thực phẩm giàu dinh dưỡng để duy trì khối cơ, sức mạnh xương và chức năng miễn dịch, đồng thời phòng ngừa suy dinh dưỡng và các bệnh mạn tính đi kèm tuổi già.

17.12. DINH DƯỠNG CHO NGƯỜI CÓ BỆNH MẠN TÍNH

Dinh dưỡng đóng vai trò trung tâm trong việc phòng ngừa và làm chậm tiến triển của các bệnh mạn tính như bệnh tim mạch, tiểu đường type 2 và béo phì. Một chế độ ăn đúng, giàu thực phẩm nguyên bản và hạn chế thực phẩm chế biến sẵn có thể giúp quý vị cải thiện kiểm soát đường huyết, huyết áp và cân nặng, từ đó giảm nguy cơ biến chứng lâu dài. Ở một số bệnh nhân, đặc biệt là người mắc rối loạn chuyển hóa, chế độ ăn giảm tinh bột có thể mang lại lợi ích rõ rệt; tuy nhiên, việc áp dụng cần được giám sát bởi nhân viên y tế để đảm bảo an toàn và phù hợp với tình trạng bệnh lý cá nhân. Trong cuốn trong phòng chờ 4: Dinh dưỡng chữa bệnh, tôi viết kỹ hơn cho dinh dưỡng cho các bệnh mạn tính.

17.13. ĂN CHAY VÀ THUẦN CHAY: QUÝ VỊ CẦN THEO DÕI KỸ

Chế độ ăn chay và thuần chay có thể mang lại lợi ích cho sức khỏe nếu được thiết kế hợp lý, nhưng cũng tiềm ẩn nguy cơ thiếu hụt dinh dưỡng nếu không được theo dõi cẩn thận. Những vi chất thường thiếu ở người ăn chay hoặc thuần chay bao gồm vitamin B12, vitamin D, sắt, kẽm, canxi và protein. Để hạn chế nguy cơ này, người theo chế độ ăn chay cần đa dạng hóa nguồn protein thực vật, kết hợp các loại đậu, hạt và ngũ cốc nguyên hạt để đảm bảo cân bằng axit amin.

Bên cạnh đó, quý vị nên theo dõi xét nghiệm định kỳ là cần thiết để phát hiện sớm tình trạng thiếu hụt vi chất, và bổ sung vitamin hoặc khoáng chất khi cần thiết dưới sự tư vấn của nhân viên y tế. Ăn chay đúng cách là ăn có kế hoạch, có kiến thức và có theo dõi, nhằm đảm bảo lợi ích sức khỏe lâu dài mà không làm ảnh hưởng đến quá trình chữa bệnh hay phục hồi của cơ thể.

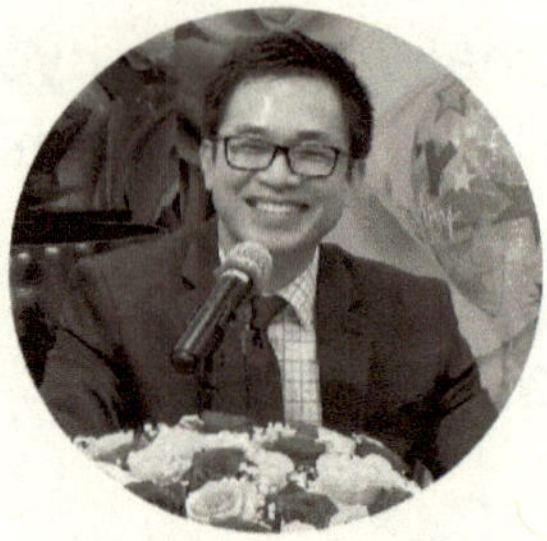

BS. WYNN HUỲNH TRẦN

Từ năm 2015 đến nay, Bác sĩ Wynn Huỳnh Trần đã có nhiều buổi nói chuyện tại chùa, nhà thờ, đài truyền hình cũng như các tổ chức cộng đồng khác nhằm chia sẻ kiến thức sức khỏe đến với mọi người.

Youtube Dr Wynn Tran Official:
http://www.youtube.com/c/drwynntranofficial

Fanpage Dr Wynn Tran:
https://www.facebook.com/DrWynnTran

BÁC SĨ WYNN HUỲNH TRẦN HIỆN LÀ:

- Phó giáo sư Dược Khoa (Associate Professor) tại Đại học University of Southern California, Los Angeles và là Phó giáo sư Y khoa/Dược khoa tại Đại học Western University, California, Hoa Kỳ
- Bác sĩ giảng dạy (preceptor) dược sĩ nội trú tại Đại học Nam California (University of Southern California)
- Bác sĩ chuyên khoa cơ xương khớp và da liễu tại Trung Tâm Y Khoa Wynn Medical Center, Los Angeles, California, Hoa Kỳ
- Bác sĩ tư vấn tại bệnh viện Methodist Hospital of Southern California, Arcadia, California, Hoa Kỳ
- Sáng lập và điều hành tổ chức y khoa phi lợi nhuận VietMD.net với phòng khám bệnh miễn phí Free Medical Clinic VietMD tại Detroit, Michigan
- Sáng lập và điều hành hệ thống phòng khám Wynn Medical Center Clinics (7 phòng khám) tại Los Angeles và Orange County
- Tác giả 14 quyển sách (7 quyển tiếng Việt và 7 quyển tiếng Anh), xuất bản tại Việt Nam và Hoa Kỳ

HỌC VẤN

- Tốt nghiệp Đại học Kiến trúc Michigan, Ann Arbor, Michigan, Hoa Kỳ
- Tốt nghiệp xuất sắc chuyên ngành Y sinh học, trường Đại học Grand Valley State, Michigan, Hoa Kỳ
- Tốt nghiệp văn bằng Tiến sĩ Y Khoa Đại học New York tại Buffalo, New York, Hoa Kỳ
- Tốt nghiệp hạng ưu Thạc Sĩ Da liễu và Văn Bằng Da Liễu tại đại học Y Khoa Cardiff, Anh Quốc
- Bác sĩ thực tập Bệnh viện Bassett, Đại học Y khoa Columbia, New York
- Bác sĩ nội trú chuyên khoa chẩn đoán hình ảnh Bệnh viện Đại học Florida, Hoa Kỳ
- Bác sĩ nội trú chuyên khoa nội tổng quát Bệnh viện St Joseph Mercy Health, Ann Arbor, Michigan, Hoa Kỳ

GIẢI THƯỞNG

- Bác sĩ Chất Lượng Xuất Sắc năm 2024 của hệ thống sức khỏe Health Net California (với 90.000+ bác sĩ và 264 bệnh viện tham dự)
- Bác sĩ giảng dạy của năm (2023) của trường Đại Học University of Southern California
- Bác sĩ khám chữa bệnh top 10% của LACare network năm 2023
- Bác sĩ nội trú giảng dạy của năm tại Saint Joseph Mercy Health System, Livingston, Hoa Kỳ
- Phần thưởng sinh viên Y nghiên cứu của Viện Hàn Lâm nhi khoa Hoa Kỳ
- Học bổng nghiên cứu mùa hè tại Bệnh viện Nhi Boston, trường Y khoa Harvard
- Giải thưởng Sinh viên xuất sắc Đại học Grand Valley State
- Học bổng trường Đại học Michigan dành cho sinh viên xuất sắc
- Công dân toàn cầu do tạp chí Barcode Magazine Vietnam bình chọn
- Top Doctor 2019 tại Rosemead, California, Hoa Kỳ

www.ingramcontent.com/pod-product-compliance
Lightning Source LLC
LaVergne TN
LVHW040429051026
849517LV00002B/517
* 9 7 9 8 2 9 5 5 3 5 6 4 2 *